U0734927

全国高等医药院校临床实习指南系列教材
案例版™

核医学临床实习指南

主　编　秦永德
副主编　茹仙古丽
编　委　(以姓氏笔画排序)

王新华	王塞岗	巴　雅
吕　洁	孙晓琰	杨自更
李肖红	张子泰	赵金萍
茹仙古丽	秦永德	潘　卫

科学出版社
北　京

内 容 简 介

本书为高等医药院校学生《核医学》课程临床实习的基本教材。全书分三部分,其中第一部分"核医学基础实习篇"共计五章,除简要介绍了与核医学密切相关的核医学显像仪器、放射性药物外,还就医学生十分关心的核医学信息资源检索进行了专章的叙述,并提供了科学、便捷的检索方式。第二部分"核医学临床案例与习题篇"是全书的核心,共计十章。该篇从临床常见案例出发,以问答的形式加深核医学的基本知识、基本理论和基本技能的培训,同时各章节附有大量的习题,便于学生复习之用。第三部分"核医学诊疗规程与指导篇"共计十一章,该篇以机体各系统显像为主线,简明扼要地叙述了规范的核医学诊疗规程,并强调核医学方法的综合应用,实用性很强,对临床核医学实习具有很好的指导意义。

本书也可作为全国高等医学院校规范化教材核医学(案例版)的配套实习教材。

图书在版编目(CIP)数据

核医学临床实习指南:案例版/秦永德主编.—北京:科学出版社,2008
全国高等医药院校临床实习指南系列教材
ISBN 978-7-03-022375-3

Ⅰ.核… Ⅱ.秦… Ⅲ.原子医学–实习–医学院校–教学参考资料
Ⅳ.R81

中国版本图书馆 CIP 数据核字(2008)第 091957 号

策划编辑:李国红 / 责任编辑:周万灏 李国红 / 责任校对:朱光光
责任印制:徐晓晨 / 封面设计:黄 超

版权所有,违者必究。未经本社许可,数字图书馆不得使用

科学出版社出版
北京东黄城根北街 16 号
邮政编码:100717
http://www.sciencep.com

北京科印技术咨询服务公司印刷

科学出版社发行 各地新华书店经销

*

2008 年 6 月第 一 版 开本:787×1092 1/16
2017 年 2 月第二次印刷 印张:12
字数:268 000

定价:49.00 元

(如有印装质量问题,我社负责调换)

序

　　医学是门实践性很强的学科,临床实习是医学教育中重要的实践阶段,是临床理论教学的一个延续,是理论联系实践的关键性培养阶段,是巩固知识、锻炼技能、开拓思维的重要过程,它要求医学生通过临床实习学习临床工作方法,熟练掌握临床基本技能,独立地进行常见病、多发病的诊治等。

　　为适应医学科技的飞速发展和培养医学专业人才的需要,我们组织实践经验丰富的临床各专业的专家教授,编写了这套临床实习指南。

　　本书引入案例的编写模式:首先根据病例的临床资料书写病历摘要,其次结合病例,提出与发病机制、诊断、鉴别诊断、治疗、预后、随访等有关的问题,以启发学生思维,然后根据问题,给出简明扼要的答案或提示,最后引出重点理论知识,旨在加强临床理论向临床实践的过渡,为学生走上工作岗位打下基础。书中附有大量思考题和复习题,以加深理解,掌握知识点;同时,本书还创造性地增加了本学科操作诊疗常规和常见病、多发病的诊治重点。

　　本书内容系统全面、简明扼要、重点突出、临床实用性和可操作性强,突出"三基"内容,知识点明确,学生好学,教师好教,可以使学生在尽可能短的时间内掌握所学课程的知识点。

　　本书以 5 年制医学本科生为基本点,以临床医学专业为重点对象,兼顾预防、基础、口腔、麻醉、影像、药学、检验、护理等专业需求。

　　本书含有大量真实的临床案例,供高等院校医学生临床实习和见习时使用;同时,案例和案例分析紧跟目前国家执业医师资格考试和研究生入学考试案例分析的命题方向,可供参加这些考试的人员使用。

　　由于本书涉及专业较多,各领域科技进展迅速,受时间和水平的制约,难免存在缺点和错误,欢迎广大读者批评指正。

新疆医科大学第一临床医学院

2007 年 12 月 10 日

前　言

核医学(nuclear medicine)是研究核技术在医学中的应用及其理论的学科，又是一门涉及多学科领域的综合性、边缘性医学学科。从应用领域讲，核医学不仅包括了临床诊断，而且还有放射性核素治疗和科学研究，几乎涉及医学的各个学科和专业。

在实际教学中核医学内容涉及了基础与应用的综合知识，长时间的应试教育，其主要内容是脱离实际的教条式的学科教材，满堂灌和填鸭式的课堂讲授、死记硬背的学习方式显然不适应核医学的教学，教学方法的改革迫在眉睫；在临床核医学教学方法的实践和对临床医学生认识发展辩证过程的理解，使我们切身体会到先进的教学思想会引导我们去不断寻求先进的教学方法；在教学方法的探索和思考中又可能使教学思想发展到最高层次。案例教学法代表着当代医学教育中比较新颖、颇有前景的一种教学方法。考虑到核医学自身的综合边缘学科的特性，有选择地运用案例教学法进行核医学教学实践，有机地结合其他教学法从根本上改变核医学教学的现状，在现阶段核医学教学改革中具有现实意义。本实习指南从案例教学法出发，以典型病例为主线同时兼顾学科特点，适当增加基础实习的启发内容。

经过多位核医学工作、教学多年的医师的艰苦努力，终成此书，时间仓促，定有许多不妥，还望读者提出宝贵意见。

编　者
2007 年 12 月

目 录

第一部分 核医学基础实习篇

第二部分 核医学临床案例与习题篇

第三部分　核医学诊疗规程与指导篇

第一部分 核医学基础
实习篇

第一章　核医学显像仪器

第一节　核医学显像仪器的结构及功能

案例 1-1

γ 闪烁探测器的工作原理(图 1-1-1)

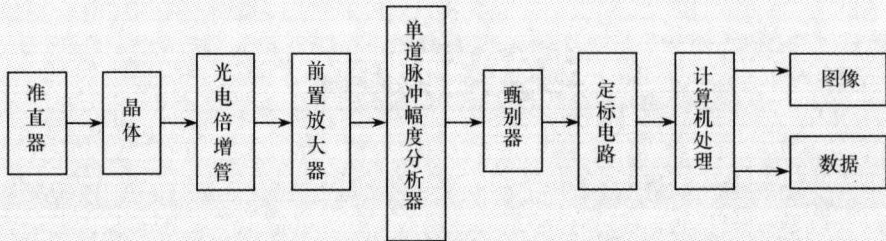

图 1-1-1　γ 闪烁探测器工作原理图

问题

1. 从以上流程图中简述 γ 闪烁探测器的工作原理。
2. 简述核医学显像仪器中准直器的功能及常见种类。
3. 简述 SPECT 的特点。

参考答案和提示

1. γ 闪烁探测器的工作原理　γ 闪烁探测器由碘化钠晶体、光电倍增管和前置放大器组成。一个 γ 光子入射碘化钠晶体,能使一个晶体分子激发而产生闪烁荧光,此荧光射到光电倍增管阴极,通过光电转换产生光电子,所产生的光电子数量与入射荧光光子的数量成正比。由于光电子在光电倍增管电子数可增加 $10^5 \sim 10^8$ 倍,形成一个瞬间负电压脉冲,经前置放大器放大即可输送到电子测量仪器和/或计算机进行处理和显示。可见,一个 γ 光子入射晶体发生一个闪烁事件,一个闪烁事件产生一个脉冲,因此记录这些脉冲数就是记录入射探测器的 γ 光子数量。

2. 核医学显像仪器中准直器的功能　保证核医学显像仪器的分辨率和定位的准确性。核医学显像仪器中准直器的常见种类:①低能通用型准直器;②低能高分辨准直器;③中能通用准直器;④高能通用准直器;⑤扇型准直器;⑥长孔准直器;⑦针孔准直器。

注:^{99m}Tc 选择低能准直器;^{67}Ga 选择中能准直器;^{131}I 选择高能准直器;脑显像选择扇型准直器或低能高分辨准直器;心脏选择长孔准直器或低能高分辨准直器。

3. SPECT 的特点 SPECT 的图像是反映放射性药物在体内的分布图,即 SPECT 在体外探测、记录到放射性药物在脏器、组织或病变部位的浓度差,进而显示其形态、位置、大小和功能变化;区别于 CT 显像时,X 射线的穿透具有有序的同一方向性,且来自患者体外,而 SPECT 患者体内放射性药物的 γ 射线的方向是任意方向发射的,且 γ 射线来自患者体内的放射性药物。

第二节 SPECT 的结构及融合技术

案例 1-2

SPECT 结构及工作原理(图 1-1-2)

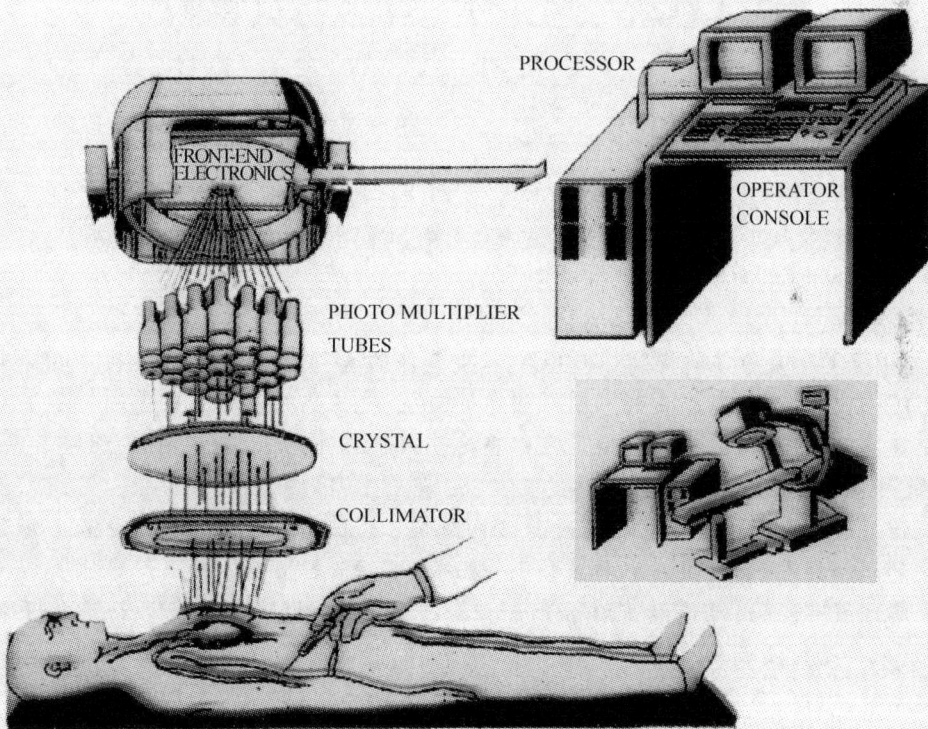

图 1-1-2 SPECT 工作原理图

案例 1-3

SPECT/CT 结构(图 1-1-3)。

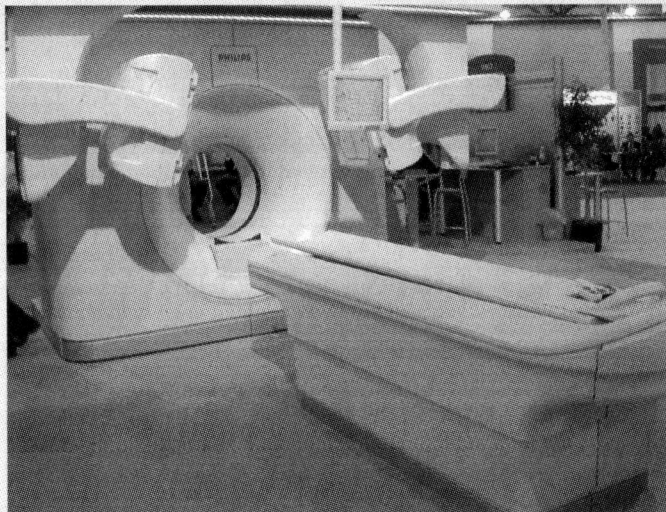

图 1-1-3 SPECT/CT 结构

问题

1. 在掌握 SPECT 组成的基础上,思考 SPECT 采集条件的选择。
2. 图像融合技术是核医学技术的革命,了解 SPECT/CT 的图像融合技术。
3. 简述 SPECT 的质控。

参考答案和提示

1. SPECT 采集条件的选择 SPECT 采集条件的正确选择比重建参数的选择更为重要,这不仅因为原始数据会影响断层图像的质量,更主要的是采集条件选错了不能重复。重建参数则不然,选的不合适还可以重选。采集条件包括:旋转方向、旋转角度、旋转间隔、矩阵大小、采集时间等。

旋转方向采取顺时针旋转和逆时针方向采集,其正确的选择原则是看探头哪种旋转方向的机械性能稳定,旋转中心漂移小,就选择哪种旋转方向。

采集方式有两种:可连续采样和间断采样。连续取样时,探头旋转和采集是同步的;间断采样是探头旋转一个角度后,停下来取样,然后再旋转。连续取样的优点是避免了探头停止时的颤动,但对旋转速度均匀性要求严格,否则在同样时间内探头运行角度不一样;间断取样对旋转速度要求不严格,但要采取措施避免探头停止时的颤动。间断取样一般每 6 度采集一帧,采集时间要根据放射性药物的剂量合理确定。

采集矩阵大小受探头分辨、信息量及成像脏器多种因素影响,目前采集矩阵有 64×64、128×128、256×256 以及 512×512 四种,采集矩阵要根据不同的显像方式及脏器做出合理的选择。

能峰和能窗需根据不同的核素种类做出正确的选择;准直器则根据不同的核素和脏器做出正确的选择。

2. SPECT/CT 的图像融合技术 SPECT 的特有显像原理,使它明显有别于传统医学显像方法。传统医学显像显示的主要是人体解剖结构的改变,而 SPECT 显示的主要是人体功能、代谢和生物大分子的改变。它对疾病的检测具有早期、灵敏、特异性高等特点。由于很多 SPECT 显像剂对病灶具有非常特异的亲和力,避免了病灶周边组织信息对探测病灶的影响,从而使病灶更易于被发现。但是,正是由于 SPECT 显像的这种高度特异性,病灶以外的组织往往不显像,从而使病灶的解剖定位困难。SPECT/CT 首次将进行功能显像的 SPECT 与能够提供丰富解剖细节的多层诊断级 CT 整合,为临床医生提供清晰的影像,增加医生的诊断准确性,增强医生的诊断信心,并从根本上解决核医学图像缺少精确解剖信息的问题,避免再次出现虽然有解剖图像但依然"不清楚"的问题。SPECT/CT 的应用,可以使核医学医生通过一次扫描即同时获得 3 种独立的临床信息:SPECT 影像,CT 影像,SPECT/CT 融合影像,使临床医生能够及时、准确的得到病灶的位置、大小、病种以及范围的精确信息,使医生能够在病灶的组织结构改变之前了解其分子水平的改变,使临床医生能够对疾病进行早期的诊断,并且制定有效的治疗计划。

3. SPECT 的质控

SPECT 的质控项目:

(1) 断层均匀性:SPECT 断层均匀性通常较 γ 照相机差。主要原因有三个方面:①构成断层图像的原始信息量低,统计噪声高;②探头旋转造成均匀性变化;③重建过程对非均匀性要加以放大。保证断层图像的均匀性不仅要把 γ 照相机探头本身的均匀性调节好,还要加大计数,加准直器和散射媒质。对 64×64 矩阵,校正总计数 32M;对 128×128 矩阵,校正总计数 128M。校正后的均匀性应好于 1%。

(2) 旋转中心:旋转中心是 SPECT 质控的一个重要指标。SPECT 的旋转中心是一个虚设的机械点,它位于旋转轴上,它应是机械坐标系统、γ 照相机探头电子坐标和计算机图像重建坐标共同的重合点。任何不重合均可表现为旋转轴倾斜和旋转中心漂移。对于旋转中心漂移与否目前有多种方法进行测量。一种是观察点源的正弦曲线,将一点源置于旋转中心 10~15cm 的距离,然后沿 360° 轨道采集 32 帧图像,用重心法确定图像中点源的 X、Y 位置。用直角坐标画点源位置-角度关系曲线,应为一正弦曲线。正弦曲线不连续、中线偏移均表示旋转中心有漂移。Y 坐标与角度的关系曲线应为一直线,距离平均值的差异表示旋转轴倾斜的情况。另一种是测量点源在两个 180° 位置上的距离差。如果旋转中心无漂移,则对应两点所测的距离应相等;漂移越大,两者相差就越大。

(3) 空间分辨率:SPECT 的空间分辨率是指断层面内的空间分辨率。可用线伸展函数半高宽(FWHM)表示。具体测量方法为:模型为圆柱形模型加线源,模型内充水,线源内充满 99mTc 溶液,活度要求不大于 29kcps。线源共 3 根,1 根与旋转轴重合,另 2 根分别距离旋转轴 7.5cm,相距 90°,旋转半径为 15cm,采集矩阵 128×128,zoom 为 2,重建厚度 10mm,沿 X、Y 轴两个方向分别计算线伸展函数的半高宽,所得即为 SPECT 断层面内的空间分辨率。

(4) 断层厚度:SPECT 断层厚度指轴向空间分辨。测量方法仍用测量线伸展函数半高宽的办法,又称为 z 方向的空间分辨。

(5) 断层灵敏度和总灵敏度：断层灵敏度和总灵敏度是指 SPECT 的计数效率。断层灵敏度定义为断层内总计数被放射性浓度去除。总灵敏度为所有断层计数和被放射性浓度去除。作为临床使用时的参考,SPECT 的灵敏度与多种因素有关:模型本身的几何特征,衰减及散射影响,准直器的类型等都会直接影响 SPECT 的灵敏度。

(6) 对比度：对比度的定义为计数与本底计数的差的相对百分比。测量时用一个圆柱形模型,内有不同直径的圆柱棒若干个,直径从 7.5mm 至 30mm。计算每个圆柱棒的计数与本底计数的差的相对百分比。圆柱棒为靶区、冷区;本底区为充满 ^{99m}Tc 的活性区。对比度与散射线、单道分析器窗宽等因素有关。

第二章　放射性药物

第一节　放射性核素^{99}Mo-^{99m}Tc 发生器基本结构

图 2-1

放射性核素^{99}Mo-^{99m}Tc 发生器(图 1-2-1)

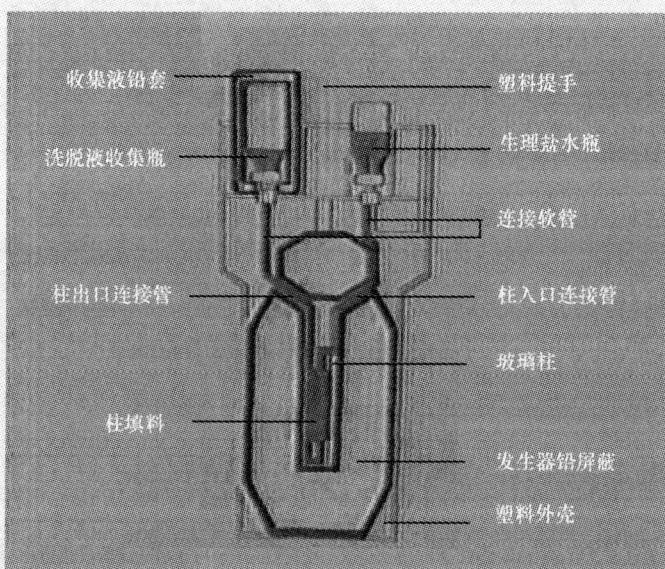

图 1-2-1　放射性核素^{99}Mo-^{99m}Tc 发生器

图 2-2

射性核素发生器的淋洗过程及淋洗曲线(图 1-2-2)。

问题

简述核素^{99}Mo-^{99m}Tc 发生器的工作原理。

参考答案和提示

核素^{99}Mo-^{99m}Tc 发生器的工作原理:放射性^{99}Mo 在衰变过程中产生子体^{99m}Tc,放射性子体^{99m}Tc 为纯 γ 射线发射体,物理半衰期 6.02 小时,能量为 140KeV,对人体的辐射剂量低。γ 射线穿透力强,能从体外进行探测,其电离密度低,对机体是安全的。^{99m}Tc 化学性质非常活泼,几乎可以标记全部显像药物。^{99}Mo-^{99m}Tc 发生器一般使用期为一周,

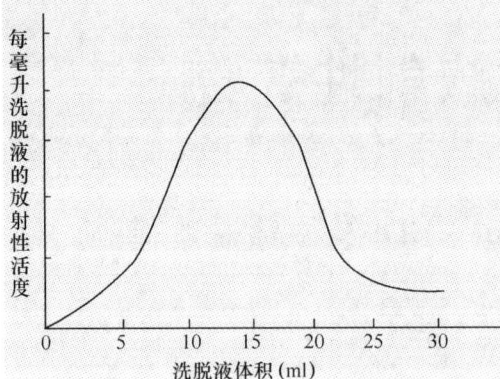

图 1-2-2 放射性核素发生器的淋洗曲线

^{99}Mo 的半衰期 2.76 天,在衰变过程中产生子体^{99m}Tc,放射性^{99}Mo 附着在玻璃柱管内 Al_2O_3 上。通过一个负压瓶,灭菌生理盐水溶液经过玻璃柱管被吸到负压瓶内,^{99m}Tc 随生理盐水溶液也被洗脱到负压瓶内。经过 6 个小时左右,母体^{99}Mo 生成子体^{99m}Tc 又达暂时平衡,周而复始,可源源不断获得子体^{99m}Tc。用放射性活度计测量^{99m}Tc 的放射性活度,根据不同显像需要的活度进行标记。

第二节 层析法鉴定放射性药物化学纯度的实验步骤

(一) 分段

在一定长度的层析纸(一般为新华 1 号试纸或聚酰胺薄膜)上依次画出 10 个 1cm 见方的长纸条,并进行编号。

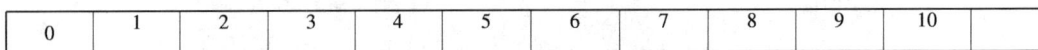

0	1	2	3	4	5	6	7	8	9	10

(二) 点样

在 0 段和 1 段的交界线上方 2cm 处点样,然后晾干。注意样品边缘不可浸及交界线。

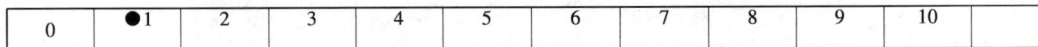

0	●1	2	3	4	5	6	7	8	9	10

↘样品

(三) 展开

在试管中加入展开剂的液面达到 0 段约 0.5cm 处,把纸条插入试管的底部,0 点在试管底部,要防止样品进入液体中。当展开剂前沿到达 10.5cm 处时,即可取出层析纸条自然晾干。

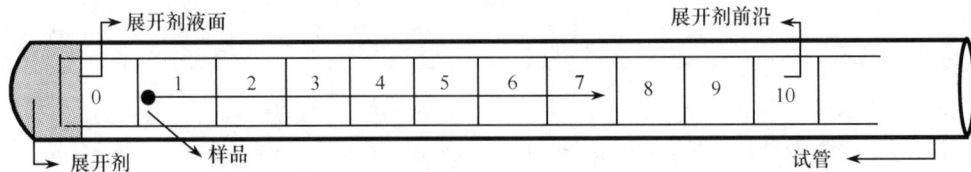

(四) 测量

依次剪下各段(0 段也要),按顺序把各段放入试管中测量放射性计数并记录。

（五）统计

在统计软件中做出展开距离（X 轴）对放射性计数（Y 轴）的折线图，从图上估算标记药物的位置，计算标记药物放射性计数和总的放射性计数。

$$放化纯（\%）=\frac{标记药物放射性峰值和}{总的放射性计数}\times100\%$$

第三节 拓展实习知识：放射性药物质量控制方法

（一）理化性质

包括物理外观、粒子大小、pH 以及化学、放射性核纯度和放射性化学纯度等。

1. 物理外观　静脉注射前要观察保证它是颗粒状或是真溶液。颗粒状包括胶体、白蛋白聚合大颗粒、微球和红细胞。真溶液包括所有其他液体放射性药物。

2. 粒子大小　用超高显微镜检查胶体粒子大小应为 $1\sim100\mu m$，用光学显微镜检查聚合粒子大小应为 $10\sim100\mu m$，放射性药物聚合颗粒超过 $150\mu m$ 的离子应该弃去，以避免阻塞肺小动脉。

3. pH　放射性药物的 pH 可在 $2\sim9$ 范围内。

4. 放射性核纯度　放射性核纯度是指放射性药物中所要求的放射性核素占总放射性的比重。在核药房中所要检查的主要是存在的放射性核杂质，放射性核杂质可用 NaI(Tl) 或 Ce(Li) 半导体多道能谱分析仪或测定放射性核素的半衰期的方法来检测。

5. 放射化学纯度　放射化学纯度是指放射性药物中所要求的化学形式的放射性占总放射性的比重。放射化学纯度可用液相层析、平板层析或柱层析测定。在核药房，放射性药物的放射化学分析通常采用平板层析，而柱层析通常用于研究和开发。采用高压注入小直径离子的柱子称作高压液相层析（HPLC）技术，以区别于重力进行的流式技术。在 HPLC 系统中通常配用紫外线（UV）及射线探头，HPLC 可用于分离在结构上十分相近的样品组分。

（二）生物学试验

包括无菌、热源、毒性和生物分布等。

1. 无菌　无菌系放射性药物中没有活的微生物，它是通过对所有制备材料和溶液高压灭菌或用 $0.22\mu m$ 微孔滤膜器过滤完成的。

2. 热源　为了避免热源污染放射性药物，所有玻璃器皿和装备应在 200℃ 条件下干热 2h，溶液应使用双蒸水制备并尽可能使溶液通过灭菌 Al_2O_3 柱。含有热源的静脉注射液注射后 $0.5\sim2h$，机体可产生发热、寒战、白细胞减少、关节疼痛、潮红、出汗以及头痛等症状。

3. 毒性　毒性系组织对给予药物的负面药理学反应。放射性药物不引起药理学反应，因为使用的化合物极微量仅为示踪量，要求生产者保证放射性药物中的非放射性成分在毫克级水平，是无毒的。

4. 生物分布 将一种放射性药物样品注射到指定的动物模型,间隔一定的时间后处死动物,解剖取出器官并测定每个器官的放射性,计算每个器官占注入剂量的百分率及靶和非靶器官比率,与过去关于这种制剂的结果进行比较,结果很一致,那么该制剂有可能适用于人体。

(三) 加速器放射性药物质量控制的特殊问题

随着近年来国内数个 PET 中心的建立,加速器放射性药物(这里特指超短半衰期正电子放射性药物)的质量控制成为目前需要进行管理的新内容,例如 ^{15}O、^{13}N、^{11}C、^{18}F,其物理半衰期分别只有 2、10、20、110min,由于半衰期短,在许多情况下,必须在放射性药物制成后,在完成最终质量检定之前就对患者给药。因此,应当在革新分析方法(快速检定)的同时引入新的质控概念,以保证药品的一致性、有效性和安全性。此类药物的特殊性在于:无论是提供本院 PET 中心还是运送到附近的医学中心,均是静脉注射剂,活度水平和衰减速率都使质控变得困难,在注射前不可能进行彻底的质量检验。放射化学、化学和药物学质量取决于切实可行的生产工艺流程、快速的质量控制流程及在某些情况下的溯源性试验,尤其是无菌、无热源试验。故在制订标准时下列问题应引起足够的重视:

(1) 切实可行的生产工艺流程。

(2) 化学纯度。

(3) 放射性核纯度。

(4) 放射化学纯度。

(5) 比活度。

(6) 使用期(有效期)。

(7) 无菌、无热源。

这些问题在制订此类药物质量管理法规及 PET 中心实际运行中均需引起人们的重视。

(秦永德　王塞岗)

第三章 放射免疫分析

第一节 放射免疫分析基本操作步骤

基本操作步骤如下：

1. 第一步，患者血清与 ^{125}I 标记的抗原在聚乙烯管中温育，血清中的特异性抗体与抗原竞争结合。

2. 第二步，用沉淀剂沉淀抗原抗体复合物。

3. 第三步，用缓冲液洗涤沉淀，然后离心去上清。用 γ 计数仪测定沉淀的放射性活性，放射性活性的强度与患者血清中特异性抗体的浓度成正比。

4. 第四步，根据标准曲线计算抗体的浓度

第二节 液相放射免疫测定

液相放射免疫测定的基本过程是：①适当处理待测样品；②按一定方式加样，使待测抗原与标记抗原竞争与抗体结合或按顺序结合；③反应平衡后，加入分离剂将 B 和 F 分开；④分别测定 B 和 F 的脉冲数，计算 B/F、B% 等数值；⑤在坐标曲线上查出待测抗原的量。加样可采用平衡饱和法和顺序饱和法。

(一) 平衡饱和法

利用竞争结合原理，先将已知量的标记抗原（ $^*Ag$ ）和待测抗原混合，然后加入抗血清（Ab），温育一定时间，使反应达到平衡，再使用分离技术将 B 和 F 分开。标记抗原的量应按制作标准曲线所用的量加入，抗血清应稀释成能结合 50% 标准抗原的稀释度，温育的时间按被测物不同而异，一般多选择 4℃ 作用 24 小时。在建立方法时，应用不同的温度和时间进行实验对比，以选择最适宜的条件。

(二) 顺序饱和法

先将待检抗原与抗体混合，温育一定时间后，再将标记抗原加入反应液中，由于待检抗原优先与抗体结合，故较平衡法更为敏感。

第三节 固相放射免疫测定

预先将抗原联结在固相载体上（聚苯乙烯或硝酸纤维素），制成免疫吸附剂。竞争性与非竞争性免疫反应与分离 B 和 F 均在同一管中进行，操作简便快速，特别适合于制成标

准试剂盒推广使用。方法上可分为两类：一类是竞争性固相法；另一类是非竞争性固相法，并可演变成多种测试方法。

（一）单层竞争性固相法

将测定样品中抗原和标记抗原与固相抗体进行免疫反应。结合抗原固定在固相载体上，即可与游离抗原分离。

（二）多层竞争性固相法

将抗原先结合在固相载体上，然后与抗体反应生成固相抗原-抗体复合物，再加入标记和非标记抗原去竞争复合体上的抗体，可使亲和力增加几十倍，抗体亲和力差的使用本方法最好。

（三）单层非竞争性固相法

将固相抗体直接与标记抗原反应，它随着抗体量增加，在一定浓度范围内与标记抗原的结合量呈函数关系，可以用这种方法来测定一些特殊的抗体。

（四）非竞争性多层固相法

先制备固相抗体，加入待检抗原使之成为固相抗体-抗原复合物，然后将加入过量的标记抗体与上述复合物形成抗体-抗原-标记抗体复合物，洗去游离抗体后测放射性，便可测算出待测物的浓度。

（五）双抗体固相法——多层竞争性的一种改良法

其特点是以抗抗体为固相，然后将抗原、抗体和标记抗原混合温育，生成一定量的 *Ag-Ab复合物，然后加入固相抗抗体，生成 *Ag-Ab-抗抗体复合物，测定固相载体上的放射性，即可算出待测物的浓度。

第四节　RIA 法的影响因素及注意事项

1. RIA 法的影响因素通常包括
（1）pH 和离子强度。
（2）反应温度，温度一般为 37℃，也有 45℃，室温，4℃ 冰箱。
（3）反应时间。
2. 操作中的注意事项
（1）戴手套、防护镜等，将试剂盒从冰箱中取出，室温下放置 30 分钟方可使用。
（2）编号：第一排是标准管，第二排是被测样品 1,2,3,4,5,6,……
（3）加样要准确，注意移液器的使用（两个档位，一档吸入，二档排出）以及吸头（一个标本一个吸头，避免互相污染）的使用。

（4）加试剂：先看瓶签，再摇匀，最后吸入（标记物一般为红色，一抗为蓝色）。

（5）温育时间要保证：按说明书中所要求的时间温育，可以延长，不能缩短。

（6）分离剂加入：混匀静置时间，可以延长，不能缩短。保证抗原抗体复合物与第二抗体的充分结合。

（7）温度：注意观察水浴箱的水温，误差不能太大，为±1℃，室温25℃左右。

（8）离心时间：应按说明书中所要求来操作，转速一般为3 500 r/min。

（9）往离心机里放反应管时，尽量让它直立（因为倾斜可能会使液体流出）。

（10）吸取上清液时，沉淀物在试管底部，真空泵的吸头头部不能直接插入到试管底部中央（会吸走沉淀物，而我们的目的是分离保留沉淀物），应该使吸头贴着试管管壁往下放，并且试管要稍微倾斜，但要在即将插到沉淀物边缘时停止，快速上升取出。少留一点上清液也可，主要是保证沉淀物完整。

（11）进入γ免疫计数器测量时，注意观察做出的曲线好坏，是不是需要修改，剔除坏点。

（12）报结果：碰到异常结果，要再次看一看沉淀物是否都在，患者情况如何，结果是否与患者情况相符，方可报出。

非竞争性RIA法中，清洗固相包被珠时，清洗次数要严格按说明书中所要求来操作，不得减少。虽然RIA法的影响因素以及操作注意事项很多，但操作中只要给予注意，RIA法的稳定性还是相当不错的。

第五节 放射免疫测定技术的质量控制

RIA是一种具有高灵敏度、精确度和特异性的体外超微量分析法，但技术要求高，影响因素较多，必须进行必要的质量保证（quality assurance；QA）和质量控制（quality control；QC）才能保证结果的可靠。质量保证包括：采用合格的试剂药盒（含方法）和严格的操作方法。质量控制包括：监测各重要环节的质量、测定误差和结果的可靠性。以下只介绍质量控制和试剂盒质量评价。

（一）质量控制

一般包括以下几个方面：

（1）最高结合率（B0%）：指不加非标记抗原时标记抗原与抗体的结合率，一般要求在30%~50%。

（2）非特异性结合率（NSB%）：指不加抗体时标记抗原与非特异性物质的结合率，一般要求<5%~10%。

（3）标准曲线直线回归的参数：截距a、斜率b和相关系数r是标准曲线的主要质控指标，要求a、b值稳定，$r>0.99$。

（4）ED_{25}、ED_{50}及ED_{75}指标准曲线的结合率在25%、50%及75%时对应的抗原浓度值，它反映了标准曲线的稳定性，有助于批间结果的比较。

（5）反应误差关系（RER）是评价RIA整批误差的综合指标，RER应<0.04。

（6）质控图：连续测定 10 批以上高、中、低三种已知浓度的质控血清（QCS），求出各自的均数±标准差（$\bar{x}\pm s$），并画出质控图，以后每次进行 RIA 时均要同时测定此高、中、低 QCS，将测得值标在图上。WHO 要求在一次实验中，有下列情况之一者，其结果应予舍弃：①三种 QCS 中有一个测定值>3s；②三种 QCS 中在同一方向上有两种>2s；③三种 QCS 均在同一方向>1s。

（二）试剂盒质量和方法学评价

（1）精密度（precision）：又称重复性，是反映用试剂盒及其方法对一已知量样品重复测定结果的一致程度，一般用变异系数（CV）来表示该方法的精密度，CV 小于 5% 说明批内精密度好。批间 CV 则应小于 5%~10%。

（2）准确度（accuracy）：指测定值与已知真实值的符合程度。一个测定值如果是正确的，就必然与欲测样品的真实值一致。可用回收率来表示准确度（回收率% = 测定值×100%/真实值）。一般要求达 90%~110%。

（3）可靠性（validity）：又称健全性，是评价被测物与标准品的免疫活性是否相同的指标。借助标准曲线与样品稀释曲线的平行性分析来判断方法的可靠性。平行性好者可靠性好。

（4）灵敏度（sensitivity）：指测定方法的最小可检出量，也即从生物样品中能够检出某物质的最小浓度。各种被测物在血清中浓度不同，对灵敏度要求也不尽相同。

（5）特异性（specificity）：RIA 法的特异性主要取决于抗体的特异性，交叉反应越小特异性越好。

复 习 题

一、选择题

A1 型题（标准型）

1. 关于 RIA 与 IRMA，说法正确是（　　）

    A. 前者是基于竞争性结合反应原理，后者是基于非竞争性结合反应原理

    B. 前者是基于非竞争性结合反应原理，后者是基于竞争性结合反应原理

    C. 两者均基于非竞争性结合反应原理

    D. 两者均基于竞争性结合反应原理

    E. 两者没有区别

2. 常用的间接碘标记法是（　　）

    A. 戊二醛法   B. 联接标记法

    C. 氯胺 T 法   D. 乳过氧化物酶法

    E. 碳化二亚胺法

3. 观察贮存期内^{125}I 标记物脱碘程度的指标是（　　）

    A. 碘含量   B. 亲和力

    C. 免疫活性   D. 放射化学纯度

E. 比放射性

4. ^{125}I 标记物的放射化学纯度要求( )

   A. >99%   B. >95%

   C. >90%   D. >85%

   E. >80%

5. ^{125}I 标记物的免疫活性要求( )

   A. >70%   B. >75%

   C. >80%   D. >85%

   E. >90%

6. 最常用的 RIA 标记物是( )

   A. ^{131}I B. ^{125}I

   C. ^{14}C D. ^{32}P

   E. ^{3}H

7. 关于 RIA,下列说法正确的是( )

   A. 标记抗体限量   B. 标记抗原限量

   C. 待测抗原限量   D. 标准抗原限量

   E. 抗体限量

8. 关于活性炭吸附法,说法正确的是( )

   A. 吸附抗体   B. 吸附补体

   C. 活性炭吸附抗原   D. 吸附抗原抗体复合物

   E. 吸附非特异性物质

9. 关于第二抗体沉淀法,说法正确的是( )

   A. 反应结束时只需加入一抗

   B. 反应结束时只需加入二抗

   C. 反应结束时只需加入一抗同种动物的血清

   D. 反应结束时只需加入一抗同种动物的 IgG

   E. 以上说法都不对

10. 关于 IRMA 说法正确的是( )

   A. 反应中加入过量抗体   B. 反应中加入过量的标记抗原

   C. 反应中加入定量的标记抗原   D. 反应中加入过量的标记抗体

   E. 反应中加入定量的标记抗体

11. 关于单位点 IRMA 说法正确的是( )

   A. 首先加入固相抗原与待测标本   B. 然后加入标记抗体

   C. 测定上清液的放射量   D. 测定固相免疫复合物的放射量

   E. 待测抗原需含两个以上表位

12. 关于 IRMA 与 RIA 说法正确的是( )

   A. RIA 标记抗体   B. IRMA 标记抗原

   C. IRMA 反应速度较 RIA 快   D. RIA 反应参数与待检抗原成正相关

E. IRMA 反应参数与待检抗原成反相关

13. 下列说法正确的是(　　　)

　　A. ^{57}Cr 标记物用液体闪烁计数仪检测

　　B. ^{14}C 标记物用晶体闪烁计数仪检测

　　C. ^{3}H 标记物用晶体闪烁计数仪检测

　　D. ^{32}P 标记物用晶体闪烁计数仪检测

　　E. ^{125}I 标记物用晶体闪烁计数仪检测

14. 放射性强度直接检测所用的单位是(　　　)

　　A. cpm　　　　　　　　　　　B. dpm

　　C. dps　　　　　　　　　　　D. cps

　　E. dph

15. 标记技术最早使用何种标记物(　　　)

　　A. 放射性核素　　　　　　　B. 荧光素

　　C. 酶　　　　　　　　　　　D. 发光物质

　　E. 胶体金

16. 放射免疫技术间接标记法的优点是(　　　)

　　A. 避免氧化还原剂损伤待标记物的免疫活性

　　B. 提高敏感性

　　C. 提高特异性

　　D. 提高亲和力

　　E. 标记方法简便

17. 放射免疫技术间接标记法的缺点是(　　　)

　　A. 降低标记物的亲和力　　　　B. 标记物化学纯度低

　　C. 降低标记物的免疫活性　　　D. 标记物的比放射性低

　　E. 添加基团可能影响被标记物的免疫活性

A1 型题(否定型)

1. 广泛放射免疫技术不包括(　　　)

　　A. 放射免疫分析　　　　　　　B. 免疫放射分析

　　C. 放射受体分析　　　　　　　D. 放射供体分析

　　E. 放射配体分析

2. 常用的放射性核素不包括(　　　)

　　A. ^{125}I　　　　　　　　　　　B. ^{32}P

　　C. ^{3}H　　　　　　　　　　　D. ^{14}C

　　E. ^{131}I

3. ^{125}I 标记物纯化方法不包括(　　　)

　　A. 亲和层析　　　　　　　　　B. 离子交换层析法

　　C. PAGE 电泳法　　　　　　　D. HPLC

　　E. 凝胶过滤法

4. 关于放射免疫技术中的标记物,下列说法错误的是(　　)

  A. 要求纯度高,大于90%

  B. 具有完整的免疫活性

  C. 含酪氨酸和酪氨酸残基者可直接标记

  D. 含组氨酸残基者可直接标记

  E. 含丝氨酸残基者可直接标记

5. 关于采用直接标记法制备^{125}I标记物,说法错误的是(　　)

  A. 常用于肽类、蛋白质、酶的碘化标记

  B. 标记方法操作简单

  C. 标记物比放射性较低

  D. 适用于含酪氨酸残基和组氨酸残基的物质

  E. 有氯胺T法和乳过氧化物酶法等方法

6. 抗血清作为RIA试剂时,需鉴定的参数不包括(　　)

  A. 亲和力　　　　　　　　　　　　B. 特异性

  C. 滴度　　　　　　　　　　　　　D. 交叉反应

  E. 免疫活性

7. 关于比放射性,说法错误的是(　　)

  A. 越高越好

  B. 比放射性高时,可提高灵敏度

  C. 指单位化学量标记物中所含的放射性强度

  D. 指每分子标记物平均所挂放射性原子数目

  E. 其单位为Ci/g,mCi/mg或Ci/mmol

8. RIA测定不能分离B与F的方法是(　　)

  A. 第二抗体沉淀法　　　　　　　　B. PEG沉淀法

  C. PR试剂法　　　　　　　　　　　D. 三氯乙酸沉淀法

  E. 活性炭吸附法

9. 关于PEG沉淀法,说法错误的是(　　)

  A. 沉淀完全　　　　　　　　　　　B. 沉淀游离抗原

  C. 沉淀抗原抗体复合物　　　　　　D. 非特异性结合率高

  E. 沉淀物在温度高于30℃时易复溶

10. 关于IRMA与RIA,说法错误的是(　　)

  A. IRMA较RIA特异性高　　　　　B. IRMA较RIA灵敏度高

  C. IRMA较RIA标准曲线工作范围宽　D. IRMA所用抗体较少

  E. RIA所用抗体较少

11. 下列何种因素不是放射免疫分析的不足之处(　　)

  A. 放射污染　　　　　　　　　　　B. 常用核素半衰期短

  C. 试剂盒稳定期不长　　　　　　　D. 不可检测半抗原物质

  E. 不易快速、灵活的自动化分析

12. 下列何种物质不常用放射免疫技术分析( )
 A. 激素 B. 药物
 C. 肿瘤标志物 D. 微量蛋白质
 E. 抗核抗体

13. 下列哪项不是放射免疫技术的优点( )
 A. 可检测微量抗原和半抗原 B. 可检测微量抗体
 C. 灵敏度高 D. 特异性强
 E. 精密度好

B1 型题(配伍题)问题 1~3
 A. 竞争抑制性结合 B. 非竞争性结合
 C. 多克隆抗体 D. 单克隆抗体
 E. 抗原

1. RIA 的基本反应原理是( )

2. RIMA 的基本反应原理是( )

3. RIA 的标记物是( )

二、填空题

1. 放射免疫技术可分为_____和_____两种基本类型。

2. 标记免疫技术可分为_____和_____两大类。

3. 标记免疫技术的示踪物有_____、_____、_____、_____、_____。

4. 采用 ^{125}I 制备标记物的基本原理是以放射性碘原子置换被标记物分子中_____或_____上的氢原子。

三、判断题

1. RIA 测定时若抗原的理化性质不稳定或含量很少,则选择室温、短时间反应条件。 ( )

2. RIA 测定中 B 与 F 分离时所造成的误差是重要的试验误差。 ( )

四、名词解释

1. 放射化学纯度

2. 比放射性

五、简答题

1. RIA 的基本原理是什么?

2. 如何分离 RIA 中的 B 与 F?

3. 放射免疫分析技术有何应用?其前景如何?

4. IRMA 有哪几种方法?其基本原理是什么?

六、论述题

1. 试述放射免疫分析与免疫放射分析。

2. 何谓标记免疫技术?试述其应用前景。

复习题参考答案

一、选择题

A1 型题(标准型)

1. A　2. B　3. D　4. B　5. C　6. B　7. A　8. C　9. E　10. D　11. D　12. C　13. E

14. A　15. B　16. A　17. E

A1 型题(否定型)

1. D　2. B　3. A　4. E　5. C　6. E　7. A　8. C　9. B　10. D　11. D　12. E　13. B

B1 型题(配伍题)

1. A　2. B　3. E

二、填空题

1. 放射免疫分析　免疫放射分析

2. 免疫组化技术　免疫测定

3. 酶　放射性核素　荧光素　化学或生物发光剂　胶体金　银

4. 酪氨酸或酪氨酸残基　组氨酸残基

三、判断题

1. ×　2. √

四、名词解释

1. 指单位标记物中结合于被标记物上的放射性占总放射性的百分率,一般要求大于90%。

2. 指单位化学量标记物中所含的放射性强度,也可理解为每分子被标记物平均所挂放射性原子数目,常用 Ci/g,mCi/mg 或 Ci/mmol 等单位表示。

五、简答题

1. 答题要点:RIA 是采用标记抗原(Ag＊)和非标记抗原(Ag)竞争性结合有限量特异性抗体(Ab)的反应。反应体系中 Ag＊和 Ag 具有同等的与 Ab 结合能力,可分别形成免疫复合物 Ag＊Ab 和 AgAb。当 Ag＊定量而 Ab 为限量,Ag＊和 Ag 的化学量大于 Ab 的结合数目时,Ag＊和 Ag 即通过竞争方式与 Ab 结合。随着 Ag 量的增加则反应体系中 Ag＊与 Ab 结合的机会减少,形成 Ag＊Ab 以及测定时的放射量也降低。若以未结合的 Ag＊为 F,Ag＊Ab 复合物为 B,则 B/F 或 B/(B+F)与 Ag 的量存在函数关系。同时测定一系列已知浓度的标准抗原,绘制剂量-反应曲线,则可在该曲线上查得待检抗原的含量。

2. 答题要点:目前 RIA 常用的分离 B 与 F 的方法有 4 种:

（1）第二抗体沉淀法:用 RIA 反应中试剂抗体(一抗)来源动物的 IgG 免疫另一种动物,制得抗 IgG 血清(二抗)。RIA 反应结束时,加入二抗,使其形成抗原-一抗-二抗的双抗体复合物;但因一抗含量甚微,此复合物也少,不易离心分离,一般还需加入一定量的与一抗同种动物的血清或 IgG,使其与二抗形成较大量的可见沉淀物,与双抗体复合物共同沉淀;离心后,即可有效的分离 B 与 F。也可将二抗与某些颗粒固体物相连,制成固体二抗,分离 B 与 F 效果也好。

(2) 聚乙二醇(PEG)沉淀法:PEG 能非特异地沉淀抗原抗体复合物等大分子蛋白质,而不沉淀小分子抗原。其优点是沉淀物完全且经济简便,但非特异性结合率较高,且当温度高于 30℃时,沉淀物易复溶。

(3) PR 试剂法:将二抗与 PEG 按一定比例混合成悬液,是二抗法与沉淀法相结合的方法。此法保留了二者的优点,节约了二者的用量,分离迅速、简便。

(4) 活性炭吸附法:活性炭可吸附小分子游离抗原或半抗原,而大分子蛋白质(如抗体和免疫复合物)则留在溶液中。利用此原理,在反应后加入活性炭颗粒,使游离的标记抗原(F)吸附到颗粒上,再离心使颗粒沉淀,上清液中含标记抗原抗体复合物(B)供测定。该法主要用于小分子抗原或药物的测定。

3. 答题要点:放射免疫技术由于其测定的灵敏度高,特异性强,精密度好,而且可对半抗原和抗原测定以及测定仪器设备条件要求不高,因此广泛用于生物医学检验。常用于各种激素、微量半抗原、肿瘤标志物、药物等微量物质的测定。

由于大多数检验项目均有 RIA 或 IRMA 试剂盒供应,目前仍是基层单位对超微量物质测定的主要手段。但由于放射污染和危害,常用核素半衰期短,试剂盒稳定期不长,以及具有不能快速、灵活的自动化分析等诸多不足,特别是近年来其他非放射标记免疫测定技术及自动化分析的飞速发展和普及,RIA 将逐渐会被这些优秀的标记免疫分析方法所取代。

4. 答题要点:IRMA 分单位点和双位点法。单位点 IRMA 先利用过量标记抗体与待检测抗原进行反应,形成抗原-抗体复合物。反应平衡后,用固相抗原结合反应液中剩余的未结合标记抗体并将其分离,测定上清液的放射量。

双位点 IRMA 则是先用固相抗体与待检测抗原结合,然后再用过量的标记抗体与已经结合的抗原的另一表位结合,形成固相抗体-抗原-标记抗体复合物,洗弃反应液中剩余的标记抗体,测定固相复合物的放射量。

两种方法最后测得的放射性均与样品中待检测抗原的含量成正相关。

六、论述题

1. 答题要点:放射免疫分析(RIA)是放射免疫技术最经典的模式。它是以放射性核素标记抗原与反应系统中未标记抗原竞争性结合特异性抗体为基本原理,来测定待检样品中抗原量的一种分析方法。而免疫放射分析(IRMA)是用放射性核素标记的过量抗体与待检测抗原直接结合,采用固相免疫吸附载体分离结合与游离标记抗体的非竞争性放射免疫分析。二者的异同点如下:

(1) 标记物:RIA 以放射性核素标记抗原;IRMA 则是标记抗体。

(2) 反应速率:IRMA 反应速度比 RIA 快。

(3) 反应原理:RIA 为竞争抑制性结合,反应参数与待检抗原量成反相关;IRMA 为非竞争结合,反应参数与待检抗原成正相关。

(4) 特异性:IRMA 特异性较 RIA 高。

(5) 灵敏度和检测范围:IRMA 测定的灵敏度明显高于 RIA,IRMA 标准曲线工作范围较 RIA 宽 1~2 个数量级。

(6) 其他:RIA 所用抗体为多克隆抗体,对亲和力和特异性要求较高,但用量很少;IRMA 为试剂过量的反应,对抗体亲和力的要求不及 RIA,但用量大。此外,RIA 可以测量半抗原,但 IRMA 只能测定至少有两个以上表位的抗原。

2. 答题要点:标记免疫技术是利用多种标记技术与免疫学技术相结合而建立的分析体系。免疫技术是以抗原-抗体免疫反应原理为基础对样品中相应抗体或抗原进行检测的方法。其主要特点是高度特异性。标记免疫技术是将多种可微量或超微量测定的示踪物(如荧光素、放射性核素、酶、化学或生物发光剂等)对抗原或抗体进行标记,制成标记物,加入抗原抗体反应体系中与相应抗体或抗原反应,使免疫反应结果可被灵敏的分析测定。

标记免疫技术总体分为两类:定位检测组织或细胞中抗体或抗原含量的免疫组化技术和检测液体标本中抗体或抗原含量的免疫测定。按示踪物可分为:放射免疫技术、荧光免疫技术、酶免疫技术、化学发光免疫技术、金免疫技术等。按反应体系可分为均相和非均相免疫测定。按是否使用放射性核素可分为放射性和非放射性免疫测定。

标记免疫技术应用广泛,可对组织和细胞中抗原物质进行定位检测;能对各种体液中的激素、蛋白质、药物等进行微量其至超微量测定;单克隆抗体技术、生物素-亲和素放大系统等技术使标记免疫技术的灵敏度、特异性、可测范围得到显著提高;随着新理论、新材料、新工艺以及新方法的不断研究发展,标记免疫技术已经形成包含多种标记技术和多种反应模式的综合性检测体系,具有广阔的应用前景。

（秦永德　赵金萍）

第四章 核医学信息资源检索指南

第一节 临床实习生如何利用文献工具

一、《中国医院知识仓库》数据库简介

《中国医院知识仓库》(China Hospital Knowledge Database,简称 CHKD)是专门针对各级各类医院的医疗、科研、教学和管理工作的知识需求而开发的专业知识仓库。《中国医院知识仓库》包括期刊全文库、博硕士学位论文全文库、会议论文全文库、报纸全文库、政策法规全文库、图书全文库等各类专业文献数据库。

《CHKD 期刊全文数据库》是我国第一套具有主题词、分类号智能检索的医学专业中文全文数据库系统。收录了我国公开出版发行的生物医学类专业期刊和相关专业期刊,CHKD 遴选了 1980 年至今,文献总量达 2200 多万篇,其中医药卫生专业期刊 1622 种、相关期刊 4600 多种,并且每年新增文献 50 多万篇。包括中华医学、中国医学、基础医学、临床医学、特种医学等 18 类医学期刊。

《CHKD 期刊全文数据库》配备国际先进水平的检索和数据管理系统。支持分类导航检索、专项检索、二次检索、高级检索、全文检索等全方位检索(包括主题词、分类号智能检索、篇名检索、机构检索、引文检索、刊名检索等)等功能;支持知网节功能,提供参考文献链接、引证文献链接、相关机构链接、相关作者链接等功能;支持文献全文内容的文字、图像的在线摘录、编辑功能和打印输出功能;支持多库跨库检索功能。分类导航检索方便、快捷;高级检索功能强大;二次检索结果中设置新的检索条件可进行缩小范围的检索。文章的内容为 CAJ 格式或 PDF 格式,在下载前必须安装 CAJ 浏览器和 ADUBO 浏览器,文章文件的扩展名(后缀)为 *.caj 或 *.pdf。

二、《CHKD 期刊全文数据库》检索方法

(一) 页面结构

见图 1-4-1。

(二) CHKD 期刊全文数据库的检索项

在检索页面的中间部位为检索功能模块,包括检索字段选择、检索词输入、排序方式和检索逻辑等诸项。在检索功能模块里可以从不同方向、方式、字段来作为检索词。例如:关键字、篇名、刊名、作者等,检索方式丰富,最大程度的为读者减少检索遗漏率(图 1-4-2)。

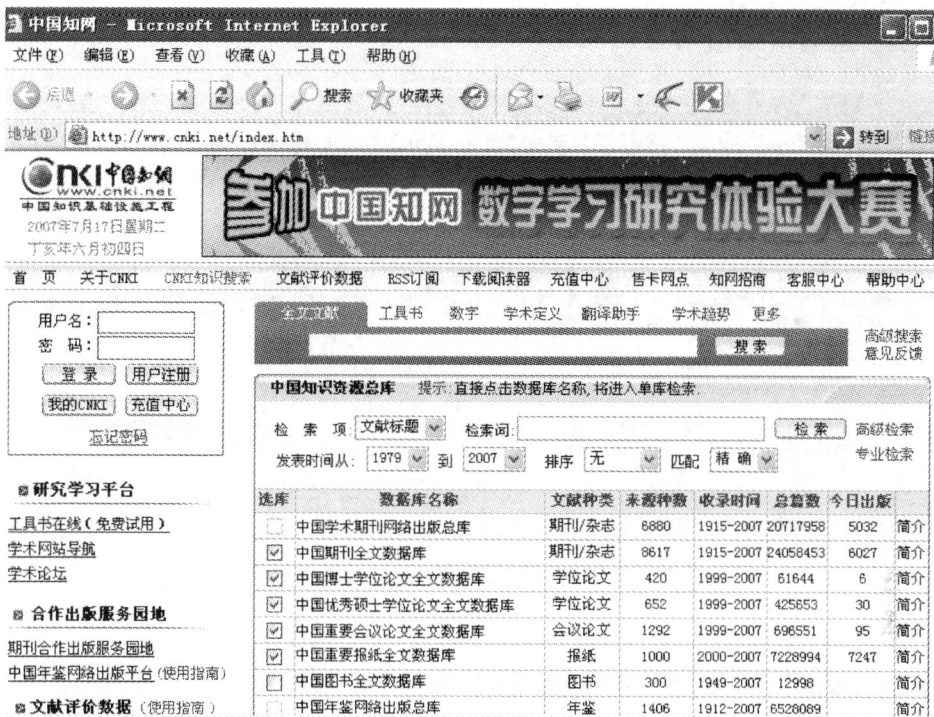

图 1-4-1 CNKI 页面结构

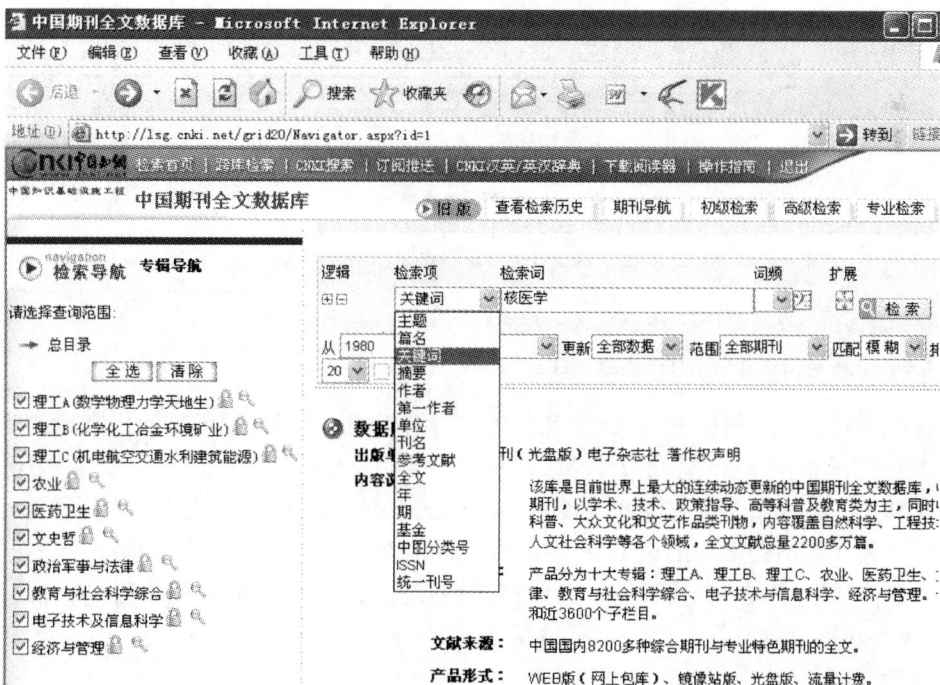

图 1-4-2 CNKI 检索项

(三) 检索操作指南

以"核医学"为关键词举例,登陆 CHKD 期刊全文数据库,打开"检索项"选择字段,将鼠标移入到"检索词"输入"核医学"字样,页面显示该数据库中收集的全部有关核医学的文章排序。若点击其中一篇文章,呈现出此文章的具体参数:如作者、出版日期、机构、摘要等。如图(图 1-4-3,图 1-4-4)所示。

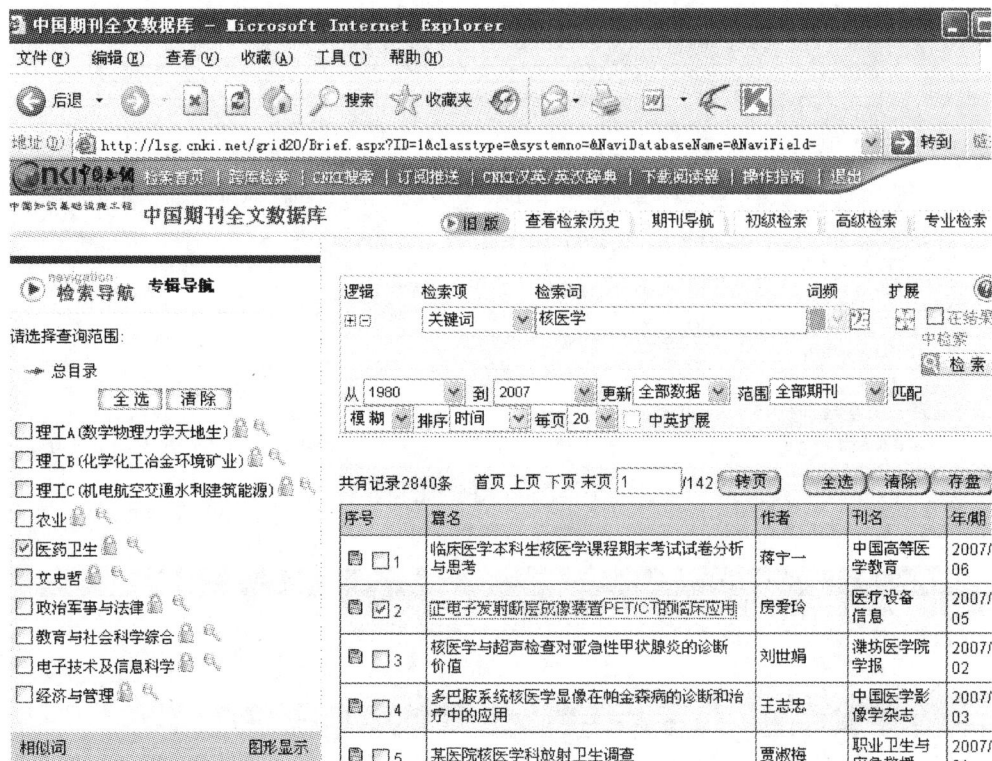

图 1-4-3 检索界面(1)

(四) 文献的保存、下载与浏览

在检索页面显示的检索结果中,点击自己所需要的文章名,即可显示出文章的篇名、刊名、摘要、作者、出版日期、出处等参数,检索结果每 20 条作为一页显示,具备迅速跳转和翻页功能。在文章名旁有两个链接:"CAJ 原文下载"和"PDF 原文下载",将鼠标指针移动到上面单击右键即弹出菜单后,系统将出现一个提示" 打开 "或" 保存 "按钮的窗口。点击" 打开 "在此页面浏览文献,如需要保存可选择"目标另存为"并将文献保存(图 1-4-5~图 1-4-7)。

注意事项

每下载一篇文章时,都需要另外为该文章起名,避免由于文件重名造成的数据丢失,下载后的文章必须要全文浏览器的支持才能正常阅读。

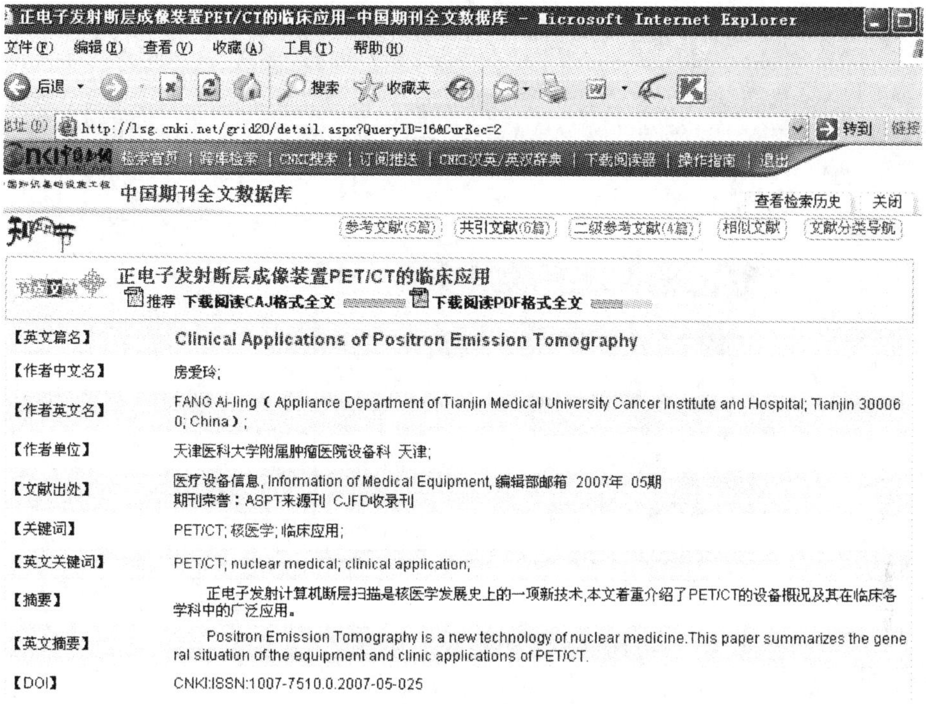

图 1-4-4　检索界面(2)

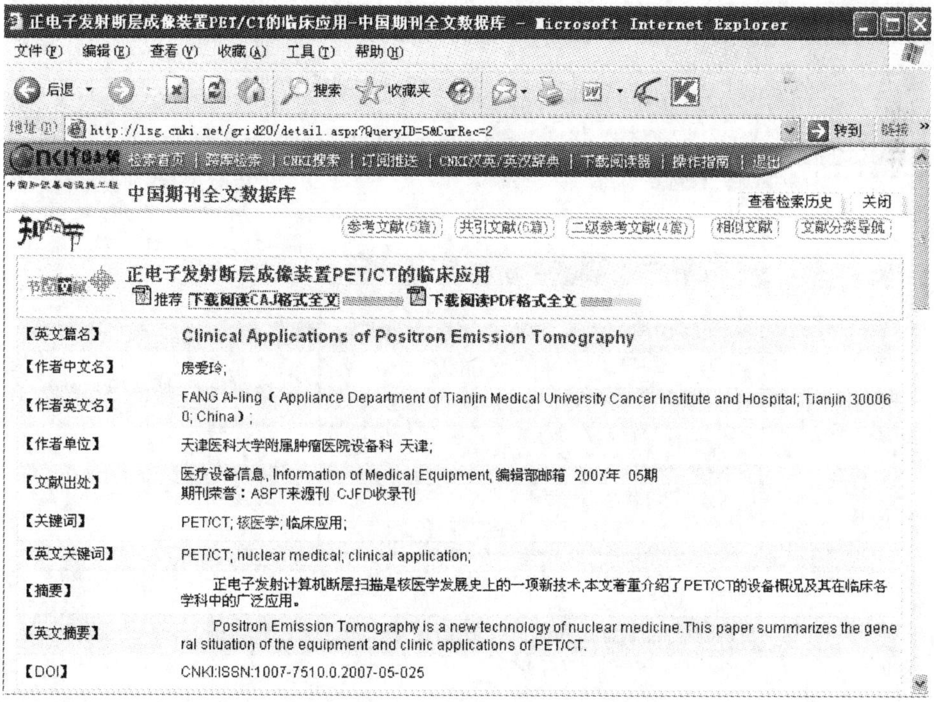

图 1-4-5　CNKI 文献保存

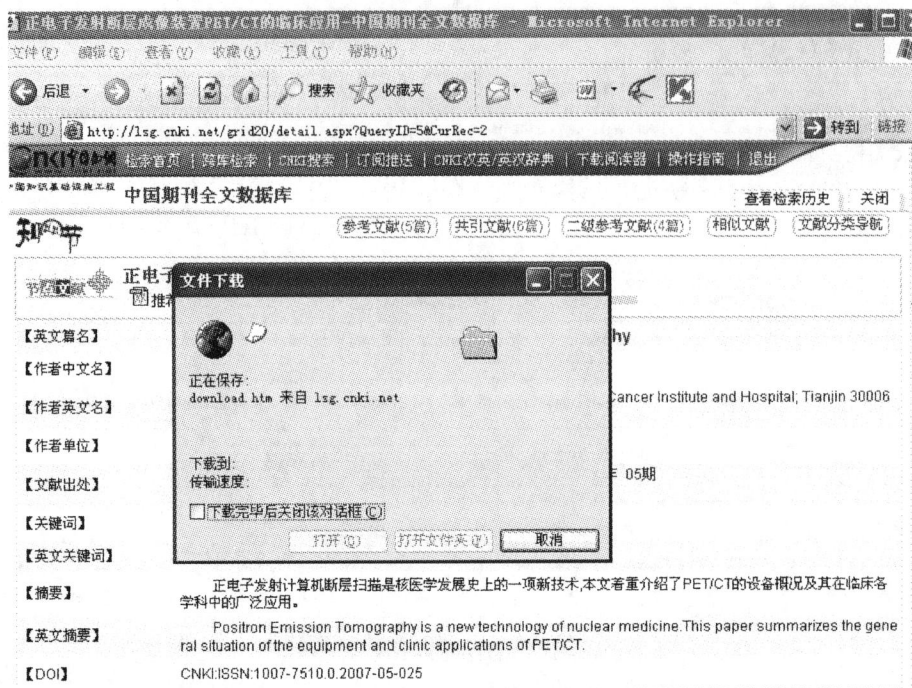

图 1-4-6 CNKI 文件保存中

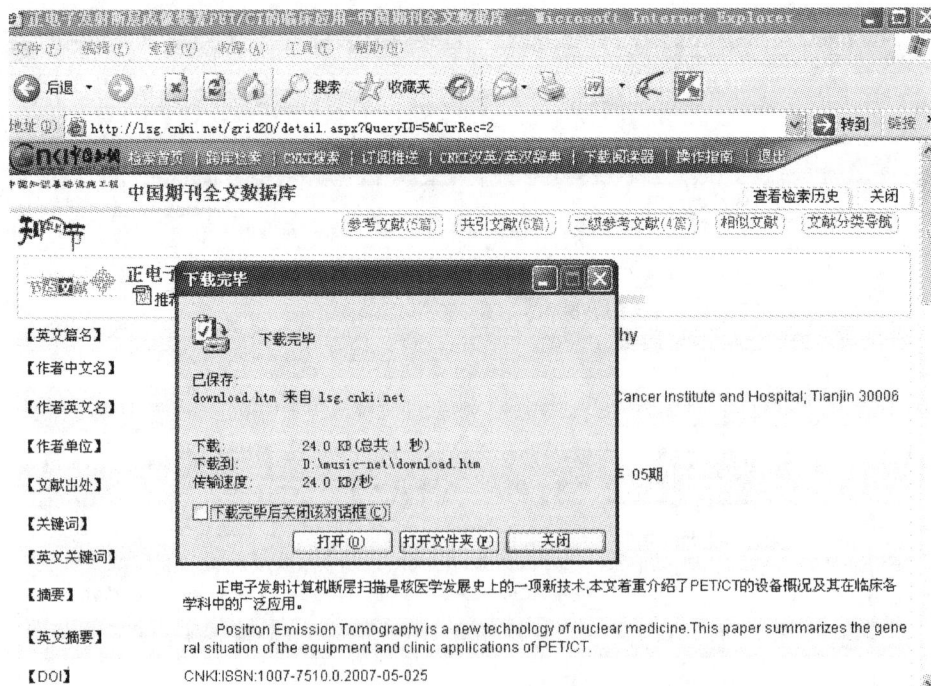

图 1-4-7 CNKI 文件下载

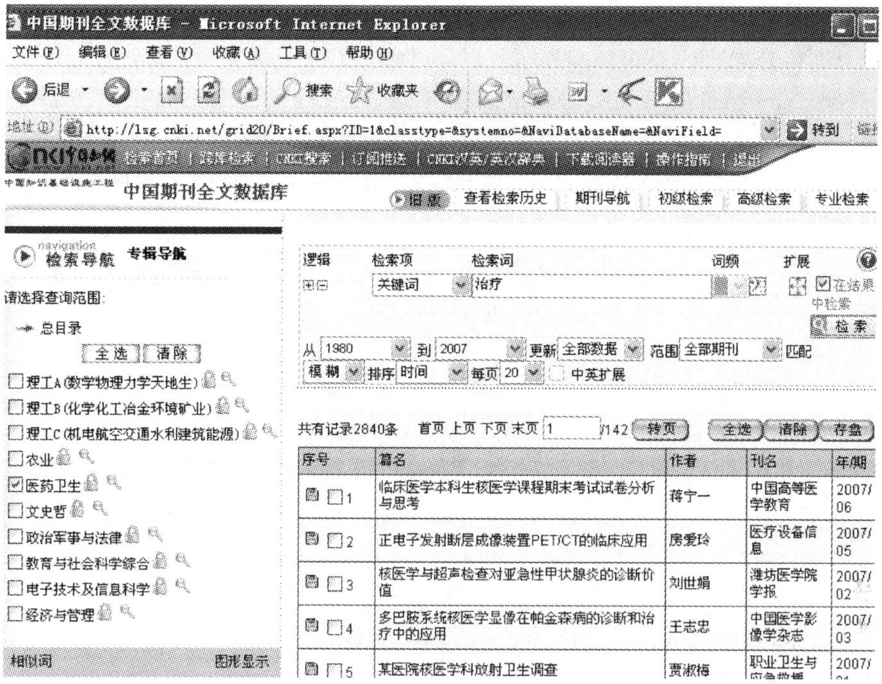

图 1-4-8　CNKI 二次检索

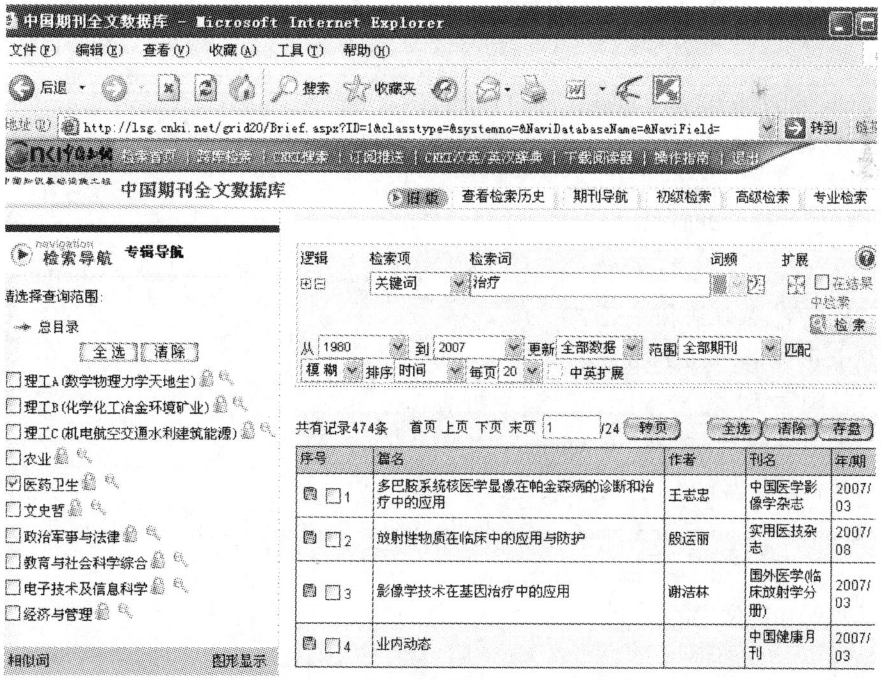

图 1-4-9　CNKI 二次检索后结果显示

在多数情况下,用户的检索词较为单一,检索的结果很多,因为文章数的繁杂,目标文章混杂在繁多的结果中,导致读者浏览速度慢。例如:检索词为"核医学"的检索结果有 2840 个条目,则需要查阅者手动翻页 175 次。此时就必须通过二次检索来明确目标文章,减少不必要的繁琐程序。例如:在"二次检索"字段内选定检索项,在检索词中输入"治疗"字样,点击"二次检索"按钮,检索结果会细化到 474 篇,此时的结果检准率就较高。如图 1-4-8,图 1-4-9 所示。

第二节　英特网的核医学资源及其查找方法

一、搜索引擎

最常用的功能强大的四个医学搜索引擎,是目前最重要的医学专业搜索引擎,使用之前需免费注册。

(1) Medical Matrix(http://www. medmatrix. org/)

(2) Mdfinde(http://www. netmedicine. com/medfinder. htm/)

(3) HealthAtoZ(http://www. healthatoz. com/)

(4) Medscape(http://www. medscape. com/)

二、核医学、同位素、辐射和 PET 等核医学杂志文献搜索引擎

1. Acta radiological:oncology,radiation,physics,biology.
   《放射线学学报：肿瘤学、辐射、物理学、生物学》

2. Advances in radiation biology.
   《放射生物学进展》

3. The American journal of roentgenology,radium therapy,and nuclear medicine.
   《X 线学、镭疗法和核医学》

4. Annals of nuclear medicine.
   《核医学年报》

5. Annual review of nuclear science.
   《核科学年鉴》

6. Applied radiation and isotopes:including data,instrumentation and methods for use in agriculture,industry and medicine.
   《辐射和同位素的应用》

7. Applied radiology.
   《应用放射学》

8. BMC nuclear medicine [electronic resource].
   《BMC 核医学》(电子版)

9. The Canadian journal of medical radiation technology；CAMRT.

《加拿大医学放射线技术杂志》

10. The Canadian journal of radiography，radiotherapy，nuclear medicine.

《加拿大放射照相术、放射疗法、核医学杂志》

11. Cardiovascular radiation medicine.

《心血管放射医学》

12. Clinical nuclear medicine.

《临床核医学》

13. CRC critical reviews in clinical radiology and nuclear medicine.

《CRC 临床放射学和核医学评论》

14. Current topics in radiation research quarterly.

《当前辐射研究整体联机程序和信息控制系统季刊》

15. European journal of nuclear medicine.

《欧洲核医学杂志》

16. European journal of nuclear medicine and molecular imaging.

《欧洲核医学和分子成像杂志》

17. Frontiers of radiation therapy and oncology.

《放射治疗和肿瘤学新领域》

18. Giornale difisica sanitariae protezione controlera diazioni. The journal of health physics and radiation protection.

《保健物理学和辐射防护杂志》

19. IEEE transactions on nuclear science.

《IEEE 核科学学》

20. Radiatsionnaia biologia，radioecology Rossiskaia akademianauk.

《放射生物学、放射生态学》

21. Radiobiologia，radiotherapia.（Berl）

《放射生物学．放射治疗》

22. Radioisotopes

《放射性同位素》

23. radioprotection

《辐射防护》

24. Recent advances in clinical nuclear medicine.

《临床核医学最新进展》

25. Revista Espanola de medicine nuclear.

《西班牙核医学杂志》

26. Seminars in nuclear medicine.

《核医学研讨会》

27. Seminars in radiationology.

《放射肿瘤学研讨会》

28. Solid state nuclear magnetic resonance.

《固态磁共振》

29. Transactions of the American Nuclear Society.

《美国核能学会学报》

30. International journal of nuclear medicine and biology.

《国际核医学与生物学杂志》

31. International journal of radiation applicayions and instrumentation. Part B, Nuclear medicine and biology.

《国际辐射应用和仪器使用杂志Ⅱ. 核医学和生物学》

32. Journal of nuclear cardiology：official publication of the American Society of Nuclear Cardiology.

《核心脏病学杂志》《美国核心脏病学学会机关刊物》

33. Journal of nuclear medicine：official publication, Society of Nuclear Medicine.

《核医学杂志》《核医学学会机关刊物》

34. Journal of nuclear medicine technology.

《核医学技术杂志》

35. Kakuigaku. The Japanese journal of nuclear medicine.

《日本核医学杂志》

36. Nuclear medicine and biology.

《核医学与生物学》

37. Nuclear medicine communications.

《核医学通讯》

38. Nuclear-Medizin.

《核医学》

39. Nuclear technology.

《核技术》

40. Nuklearmedizin.

《核医学》

41. Progress in nuclear medicine.

《核医学进展》

42. The quarterly journal of nuclear medicine：official publication of the Italian Association of Nuclear Medicine（AIMN）［and］the International Association of Radioparmacology（IAR）.

《核医学季刊》《意大利核医学协会和国际放射药理学协会机关出版物》

三、中文核医学网址

1. 医学天地网页（http://gdnm.163.net/xinbiaoti.htm） 列出"核医学信息"、"核医

学进展"、"核医学知识"等类目,点击任何一个类目,都可以显出相应的信息。

2. 万方数据库(http:www. chinainfo. gov. cn/periedical/gkzy. htm) 从中可以查找近两年的杂志登载的全文。

3. 台湾核医学学会(http://www. snm. org. tw/)。

四、美国核医学网址

1. 美国核医学委员会 American Board of Nuclear Medicine,ABNM
   http://www. abnm. org

2. 美国核医学科学委员会
   American Board of Science in Nuclear Medicine,ABSNM.
   http://www. adsnm. org/

3. 医学技术证书委员会
   Nuclear Medicine Technology Certitication Borad,NMTCB
   http://www. nmtcb. org/

4. 医学技术联合评审委员会
   Ioint Review Committee of Nuclear Medicine Technology,JRCNMT
   http://www. jrcnmt. org/

5. 核医学实验室鉴定委员会
   Intersocietal Commission for the Accreditation of Nuclear Medicine Laboratories,ICANL
   http://www. icanl. org/

6. 核医学会
   Society of Nuclear Medicine,SNM
   http://www. snm. org/

7. 美国核心脏病学会
   American Society of Nuclear Cardiology,ASNC
   http://asnc. org/

8. 美国核医学学院
   American College of Nuclear Medicine,ACNM
   http://www. acnucmed. org/

9. 美国 SNM 下设的"计算机与检测设备委员会"
   Society of Nuclear Medicine：Computer and Instrumentation council,CAIC
   http://www. gamma. wustl. edu/tf/caic. html/

五、非美国核医学网址

1. 国际辐射防护协会
   International Radiation Protection Association,IRPA
   http://www. xirpa-exof. nl/

2. 世界核医学与生物联合会

World Federation of Nuclear Medicine and Biology

http://wwwwfnmh. cl/porder. html/

3. 国际医学影像技术协会

International Consortium for Medicinal Imaging Technology

http://www. icmit. mit. edu/

4. 英国核医学学会

British Nuclear Medicine Society, BNMS

http://www. bnms. org. uk/

5. 澳、新核医学会

Australian and new Zealand Society of Nuclear Medicine, ANZSNM

http://xray. anu. edu. au/

6. 西班牙核医学会

Spanish Society of Nuclear Medicine, SENM

http://www. senm. es/

7. 核医学医师国际学院(墨西哥)

http://www. icnmp. edu. mx/

8. Infanta Cristina 医院核医学部(西班牙)

http://www. audinex. es/

9. Albert Szent-Gyorgyi 医科大学核医学系(匈牙利)

http://sslo. numed. szote. u-szeged. hu/eheader. htm/

六、有关 PET 的网址

1. 临床 PET 学院

Institute for Clinical PET, ICP

http://www. icppet. org/

2. 匹兹堡大学医学中心 PET 设备

University of Pittsburgh, Medical Center, PET

http://www. pet. upmc. edu/

3. 德国癌症研究中心医学 PET 组

Genman cancer Research Center, Medical PET Group

http://www. dkfzheidelberg. de/pet/home. htm

4. 图尔库大学 PET 中心(芬兰)

Turku University PET Center

http://www. utu. fi/med/pet

5. Wake Forest 大学 Baptist 医学中心 PET 中心

PET center of Wake Forest University Baptist Medical Center

http：//www. rad. bgsm. edu/pet/web-page/main. htm

6. Mount Sinai 医学中心 PET 实验室

The PET Labat Mount Sina Medical Center

http：//www. mssm. edu/petlab/

7. Emory 大学 PET 中心

Emor for PET

ttp：//www. cc. emory. edu/radiology/pet. html

8. Cyceron PET 研究中心(法国)

http：//www. cyceron. fr/accuei/html

9. Paul Scherrer 学院 PET 放射药剂中心(瑞士)

PS Center for Radiophanaccutical science-PET

http：//passo23. psi. ch/

10. Lausanne 大学 PET 设备检测组(瑞士)

PET Instrumen Tation Group

http：//dmnu-pet5. hcuge. ch/

11. Zurich 大学医学院 PET 中心(瑞士)

University hospital of Zurich PET Center

http：//www. usz. unizh. ch/PET/

12. Bad Berka PET 中心

Zentralklinik Bad Berka

http：//www. zentralklinik-bad-berka. de/home. htm

第三节 临床实习生如何利用循证医学数据库证据

一、循证医学实践的方法

循证医学实践是指用循证医学的理论和方法制作临床医学证据和解决临床问题的过程。其基本步骤可归纳为"五步曲"(表 1-4-1)：①确定临床实践中的问题；②检索有关的医学文献；③严格的文献评价；④应用最佳证据；⑤通过实践提高学术水平。

表 1-4-1 实践循证医学"五步曲"

1. 确定拟弄清的临床问题	疑难 重要	发展	提高
2. 检索有关的医学文献	关键词	期刊检索系统	电子检索系统
3. 严格的文献评价	真实性	可靠性	适用性
4. 应用最佳成果于临床决策	肯定最佳证据：临床应用		
	无效或有害：停止/废弃—临床应用		
	难定的证据：提供进一步研究		
5. 通过实践,提高学术水平	终身继续教育		
	前后比较评价		
	提高临床水平		

二、循证医学证据的级别

临床证据的级别,根据其来源、科学性和可靠性可以分为 5 个等级,其中以高质量的原始临床研究证据和联合这些临床研究证据进行的二次研究所获得的二次研究证据(如系统评价)为质量最高的证据,为一级。而基于专家或基础研究的证据级别最低,为五级(表 1-4-2)。

表 1-4-2 循证医学证据的文献级别

证据级别	文献类型
1	对所有设计良好的 RCT 系统评价/Meta 分析和大样本多中心临床试验
2	单个设计良好的 RCT
3	单个设计良好的非随机对照试验,如单组对照、前后队列或时间序列
4	设计良好的非临床试验,如比较和相关描述和病例研究
5	病例报告和临床总结及专家意见

注 RCT:随机对照试验

三、循证医学实践证据检索

(一)如何检索证据

1. 提出问题(①患者或人群;②干预措施或暴露因素;③结局;④对比)
2. 检索证据(①计算机检索;②人工检索)
3. 证据的评价与再检索

(二)证据级别检索流程

1. 检索系统评价/Meta 分析

(1)检索循证医学核心网络版电子出版物(Cochrane Library):Cochrane Library 是一种电子出版物,每年四期,收录 Cochrane 协作组系统综述专业组在统一工作手册指导下完成的系统综述。它主要包括以下内容:①Cochrane Database of Systematic Review,CDSR(Cochrane 协作网系统评价资料库);②Cochrane Controlled Trials Register/CENTRAL(Cochrane 临床对照试验资料库和 CENTRAL 管理资料库);③Database of Abstracts of Reviews of Effectiveness,DARE(疗效评价文摘库);④Cochrane Review Methodology Database(Cochrane 系统评价方法学数据库);⑤About Cochrane Collaboration(Cochrane 协作网信息)。Cochrane Collaboration 网站提供循证医学的各种信息。医学信息丰富、主题目录详尽,但该网站内容仅限于循证医学,比较单一,其网址:www.cochrane.org。键入该网址后,按回车键即可打开其主页。主页结构十分简单,在中部设置了检索该网站信息的几个主题,其中的网页索引、互联网资源、规范是检索循证医学方面信息常用的主题。单击 site index,即可打开该网站按字母排序的索引页。在该页面选择感兴趣的主题,即可打开相应的页面,再逐层检索,可以找到相关主题的信息。例如:选择关键词 nuclear medicine(核医学)为例(图 1-4-10,图 1-4-11)。

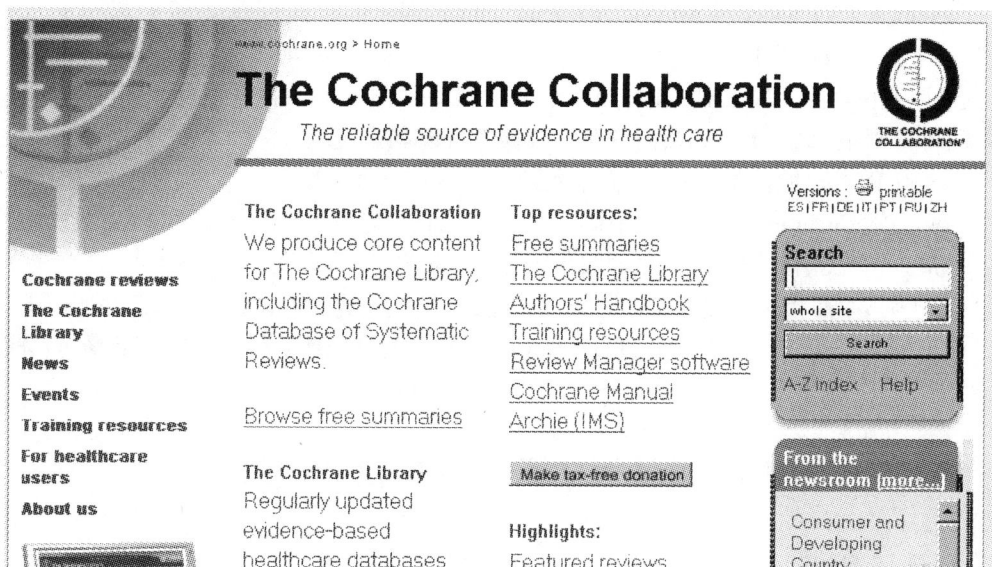

图 1-4-10 Cochrane Library(1)

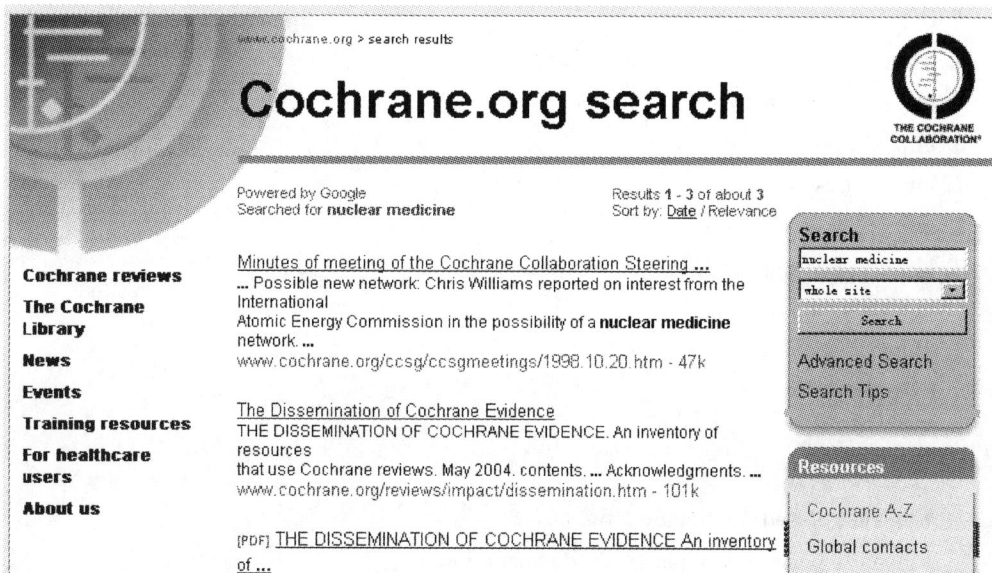

图 1-4-11 Cochrane Library(2)

（2）检索 PubMed 数据库：PubMed 是网上免费 Medline,该数据库是由美国国立医学图书馆开发的大型生物医学文献数据库。收录 1966 年至今的 1200 多万条记录,目前收录期刊已超过 4000 种,网址是 www. pubmed. com。检索方法如下:进入网站主页面之后点击左侧功能区的"clinical queries"在"find systematic reviews"的检索框中输入检索词,点击"go"就可以得到你要检索的系统综述。

（3）检索 OVID 全文数据库：OVID 公司是世界著名的数据库提供商,目前已包涵医学、生物等多领域数据库 300 多个,如临床教科书(Book and Ovid)、循证医学(EBM)、Medline 以及医学期刊全文数据库,期刊全文数据库集中了上千种重要的医学期刊,其中最早的可回溯至 1993 年。其中循证医学数据库可以和全文链接。

2. 检索随机对照试验(RCT)、临床试验(clinical trial)文献

（1）检索 Cochrane library 的临床对照试验注册资料库：包括所有 Cochrane 成员在有关医学杂志、会议论文集和其他来源收集到的单个随机对照试验。

（2）检索 PubMed 数据库,先进入主页面后,点击辅助检索区的"limits",在"typie of Article"中选"Clinical Trial"、"RCT"、"Review"文献类型,在检索框中输入检索词进行检索。

四、循证医学研究证据相关网站

（一）数据库

1. http://www.best4health.org
2. http://www.cebm.jr2.ox.ac.uk
3. http://www.cochrane.org
4. http://www.uwcm.ac.uk/uwcm/lb/pep
5. http://www.ebmny.org
6. http://hiru.mcmaster.ca
7. http://www.iom.org
8. http://www.ices.on.ca
9. http://www.journalclub.org
10. http://www.mediqual.com
11. http://www.infopoems.com

（二）期刊

1. 循证医学杂志
   Evidence Based Medicine; EBM
   http://acponline.org/journals/ebmmenu.htm
2. 国医师学会杂志俱乐部
   ACP journal Club
   http://www.acponline.org/journals/acpjc/jcmenu.htm
3. Bandolier
   http://www.jr2.ox.ac.uk/Bandolier
4. 循证护理杂志
   Evidence Based Nursing
   http://www.bmjpg.com/template.cfm name=specjou_nu

5. 循证卫生保健杂志

Evidence Based Health Care

http://www.harcourt-international.com/journals/ebhc/

6. 国立指南库

National Guideline Clearinghouse;NGC

http://www.guideline.gov/index.asp

7. 指南

Guidelines

http://www.his.ox.ac.uk/guidelines/

（潘　卫）

第五章 SPECT 检查申请单、报告单书写要求

单光子发射计算机断层图像（single photon emission computed tomography，SPECT）检查，是当今核医学显像技术中比较先进的成像手段，它有别于常规核素扫描和普通 γ 照相检查所得到的平面图像，SPECT 成像可提供横断、冠状、矢状面的三维信息，避免了各种重叠和干扰，提高了图像的对比度和分辨率，病灶的检出率明显优于常规扫描和普通 γ 照相。SPECT 检查可应用应用于机体各个系统，包括心、脑、肝、肺、骨骼、淋巴、肿瘤及甲状腺等器官。

一、SPECT 检查申请单、报告单书写要求

1. SPECT 检查申请单由主治医师逐项填写清楚，重点写明与 SPECT 检查有关的临床诊断、主要病史、特殊检查及有关检验结果，并提出检查部位、目的与要求，如平面（静态、动态、全身）、断层等，以供核医学科医师检查、书写报告单时参考。

2. SPECT 检查报告单的内容，应包括检查项目、体位、放射性核素名称、剂量、给药途径、用药后检查时间及所采取的扫描方式：平面（静态、动态、全身）、断层等。对平面图像分析应包括：被检查器官形态、大小、位置、放射性分布状况（稀疏、缺损及浓聚）。动态图像应包括：时相分析，断层图像应注明断层方式（冠状、矢状、横断）及其在被检器官中的相应位置，异常放射性分布应注明其大小、特征及其所占层面等，功能检测将作显像定量分析或作时间-放射性活度曲线定量分析。

二、SPECT 检查申请单、报告单举例

（一）SPECT 检查申请单举例

新疆医科大学第一附属医院

检查号 2332

核医学 ECT 检查申请单

住院号 86552

姓名	×××	性别	×	年龄	×	族别	×	科别	×	床号	×	职业

联系地址：×××××

临床症状及体征：阵发性心前区疼痛二月，加重一天。

体检　血压 16/10kPa 心率 74 次/分心律不齐，无明显杂音。

特殊检查:(CT、MRI、UITRA、ECG、化验,其他)

心电较长提示 ST 段降低,T 波低平,有心肌缺血现象。

临床诊断:冠心病

检查项目:运动-静息心肌灌注断层显像

申请医师　×××　××××年　××月　××日

(二) SPECT 检查报告单举例

新疆医科大学第一附属医院 SPECT/CT 检查报告单

姓　　名:×××	显 像 号:××××	申请科室:××
性　　别:×	显 像 剂:×××	病 历 号:××××
年　　龄:××	检查部位:××	床　　号:××
临床诊断:冠心病	给药方式:××	检查日期:××

图示:略

检查所见:静脉注射^{99m}Tc-MIBI 剂量 15mci(555MBq)后 1 小时行门控静息心肌灌注显像。心肌断层显像显示左室前壁、心尖、后下壁放射性缺损,长轴心肌呈现"倒八字"分布;室壁运动显示:左室前壁、后下壁无运动,心尖部反向运动;左室 EF=31.7%.

意见:

　　1. 左室前壁、心尖、后下壁心肌梗死。

　　2. 左室前壁、后下壁无运动,心尖部反向运动。

　　3. 左室心尖部室壁瘤。

　　4. 左心室功能减低。

核片医生:×××	报告医生:×××
报告日期:××××	审核日期:×××

(秦永德　吕　洁)

第二部分 核医学临床案例与习题篇

第一章 内分泌系统

第一节 异位甲状腺

案例 1-1

患者,女,16岁。自幼生长发育迟缓,5岁会走,6岁说话,智力偏低,9岁上学后因智力低,记忆差,16岁勉强读小学五年级,学习成绩差。疲乏、纳差、汗少多年。体格检查:身高117cm,体重20kg。

X线检查:头颅侧位片示冠状缝较宽,右腕骨骨化7块。

B超检查:颈部未见甲状腺组织。

问题

1. 最可能的诊断是什么?

2. 相关核医学检查有哪些?

参考答案和提示

1. 初步诊断:①甲状腺功能减低;②异位甲状腺。

2. 相关核医学检查:①甲状腺功能测定;②甲状腺显像。

(1) 甲状腺功能测定:首选体外测定,测血清 T_3、T_4、TSH浓度。

TT_3:0.5 mmol/L;TT_4:16 mmol/L TSH;150mU/L。

(2) 甲状腺显像(^{99m}Tc 和^{131}I):甲状腺部位未见放射性分布,于舌骨后局限性放射性浓聚影。

确定诊断:舌骨后异位甲状腺肿伴甲状腺功能减退。

临床思维:异位甲状腺

【临床表现】

异位甲状腺为胚胎发育时甲状腺下降过程中不正常的停留所致,常见于舌根部,舌骨下,胸骨后,也偶见于卵巢。

【诊断】

一般情况下,正常人的甲状腺难以扪及,往往要到舌后部发现肿物或胸骨后不适,X线片显示异常阴影时才考虑是否有异位甲状腺。^{131}I甲状腺显像对此病有独特的诊断价值,在排除甲状腺癌转移的情况下,正常甲状腺部位不见摄^{131}I影像,而在好发部位出现影像,即可诊断为异位甲状腺。本例的特殊之处在于异位甲状腺组织较小,故无肿物之压迫感,就诊的直接原因是因为发育迟缓,智力较差等甲状腺功能减退症状出现,经一系列检查后,最后通过^{131}I甲状腺显像确诊为舌骨后异位甲状腺。

第二节 功能自主的甲状腺腺瘤

案例 1-2

患者,女,35 岁。近两个月自觉心慌、多汗,食欲较以前有所增加,遂来院就诊。既往无其他疾病史。

体格检查:无明显消瘦。气管居中,在颈部扣及约 2cm 大小肿物,质软,随吞咽移动,手掌潮湿,双手震颤。心率 96 次/分。

B 超检查:甲状腺组织左叶下极有一直径约 2cm 大小结节。

问题

1. 最可能的诊断是什么?

2. 相关核医学检查有哪些?

3. 确定诊断是什么?

参考答案和提示

1. 初步诊断 甲状腺功能亢进。

2. 相关核医学检查 ①甲状腺功能测定;②甲状腺显像。

(1) 甲状腺功能测定:首选体外测定,测血清 T_3、T_4、TSH 浓度。其次行甲状腺摄^{131}I率检查。

TT_3 5. 6mmol/L;TT_4 192mmol/L;TSH 0. 3mU/L。

(2) 甲状腺摄^{131}I 率:3 小时为 25%,24 小时为 58%。

(3) 甲状腺显像(^{99m}Tc):甲状腺显影,形态欠规则。放射性分布不均匀。左叶下极扣及肿物处见一放射性分布异常浓聚区,较正常甲状腺明显增多,为"热"结节。

3. 确定诊断 功能自主性甲状腺腺瘤伴正常甲状腺组织功能部分受抑。

临床思维:甲状腺腺瘤

【病因与病理】

功能自主性甲状腺腺瘤,又称 Plummer 病。由于腺瘤属功能自主性,故不受 TSH 调节控制,但它所分泌的甲状腺激素通过 TSH 可对腺瘤周围正常甲状腺组织产生抑制,所以本病早期的影像表现为单个"热"结节伴周围正常甲状腺组织不同程度的放射性摄取减低。

【临床表现】

本病的自然病程有两种可能,其一,随着腺瘤增大,腺瘤中心部位发生缺血坏死而液化,患者可因甲状腺结节就诊,但无甲亢症状;其二为功能自主的腺瘤分泌过多的甲状腺激素,患者出现甲亢症状,腺瘤周围正常甲状腺组织可能被完全抑制,影像表现为孤立的"热"结节,周围及对侧的甲状腺组织不显影。

【诊断及鉴别诊断】

功能自主性甲状腺腺瘤的"热"结节需与其他几种表现为类似"热"结节的甲状腺显

像相鉴别。甲状腺局部增生或先天性一叶缺如:前者由于局部的甲状腺组织代偿性增生,而在甲状腺显像时增生部位放射性高于周围甲状腺组织而表现为"热"结节;后者则由于一叶缺如,仅有一叶甲状腺显像而形似"热"结节。鉴别方法如下:

(1) TT_3、TT_4 抑制试验后再次显像:功能自主性甲状腺腺瘤表现为"热"结节图像不变。结节外正常甲状腺组织的放射性降低或不显影。若为局部代偿性增生或甲状腺先天性一叶缺如,则表现为放射性活度降低或不显影。

(2) TSH 刺激试验:适用于单发"热"结节伴周围正常甲状腺组织不显影者。注射TSH后功能自主性甲状腺腺瘤表现为"热"结节图像不变,而周围受抑制的正常甲状腺组织恢复摄碘功能。若为局部代偿性增生则表现为结节及其周围甲状腺组织放射性活度均增高。甲状腺先天性一叶缺如则表现为原缺损区仍缺损。

(3) ^{99m}Tc-MIBI 显像:于正规^{99m}Tc 显像检查后,行^{99m}Tc-MIBI 显像,可显示受抑的甲状腺组织。

【治疗】

本病确诊后,手术切除或用大剂量^{131}I 破坏腺瘤可得到治愈。

第三节　亚急性甲状腺炎

案例 1-3

　　患者,女,34 岁,哈萨克族。以"头晕、心慌 8 月,怕冷、乏力、皮肤干燥 1 月余"收住。自诉于去年 8 月开始咽部不适,咽干,吞咽困难,咽部紧缩感。近一个月来,患者有晨起眼睑轻度浮肿,双手及口唇麻木、怕冷、少汗、乏力、少言懒动、食欲减退、皮肤干燥发凉、记忆力减退、反应迟钝、嗜睡、厌食、纳差,进食后腹胀、便秘等症状。体格检查:P 74 次/分,颈围 35cm,贫血面容,双侧甲状腺Ⅱ°肿大,触痛,甲状腺对称性、弥漫性肿大,质韧,吞咽时上下移动度可,无震颤及血管杂音,心腹阴性。

　　血常规:WBC $3.3×10^9$g/L,Hb 81g/L,PLT $364×10^9$/L

　　甲状腺功能检查示:T_3 3.75ng/ml,T_4 180ng/ml,A-TG 7.2μU/ml,A-TPO 13.6μU/ml,TSH 8.1μU/ml

问题

1. 最可能的诊断是什么?

2. 相关核医学检查有哪些?

参考答案和提示

1. 初步诊断　亚急性甲状腺炎。

2. 相关核医学检查　①甲状腺功能测定;②甲状腺显像。

(1) 甲状腺功能测定:首选体外测定,测血清 T_3、T_4、TSH 浓度。其次行甲状腺摄^{131}I 率检查。

(2) 甲状腺显像可见受累部位呈放射性分布减低,累及整个甲状腺时,甲状腺可不显影。

确定诊断:亚急性甲状腺炎。

临床思维:亚急性甲状腺炎

【病因和病理】

由于甲状腺滤泡受到破坏,甲状腺摄^{131}I率明显降低,此时因储存于甲状腺滤泡中的甲状腺激素释放入血,引起周围血中甲状腺激素水平增高,出现摄^{131}I率与甲状腺激素的分离现象。但在其恢复期摄^{131}I率可正常或增高。

【诊断】

亚急性甲状腺炎早期显像时可表现为甲状腺局部减淡、缺损区或甲状腺显影不良,当疾病恢复后,甲状腺显像也可恢复正常。

第四节　原发性甲状腺功能减低

案例 1-4

患者,女,61岁,锡伯族。以"怕冷、双眼视物模糊1年,加重1月"收住。患者无诱因出现怕冷、头晕、气短、气憋、眼睑及双下肢浮肿,全身乏力。查甲功 T_3:0.54ng/μl,T_4 1.4ng/μl,TSH 103.2μU/ml。体格检查:P 60次/分,颈围33 cm,双侧甲状腺Ⅰ°肿大,无占位,无血管杂音。皮肤干燥粗糙,少汗,声音嘶哑,颜面部及下眼睑水肿,心音低钝,遥远,双下肢无水肿。

案例 1-5

患者,女,20岁,哈萨克族。以"乏力、怕冷、嗜睡、体重增加5年,加重6个月"收住。情绪激动后稍有胸闷、心慌不适。近3个月无诱因眼睑浮肿,月经量无改变,记忆力减退,饮食量较前减少,大小便可。近1年体重增加26公斤。

甲状腺功能检查示:FT_3 510pmmol/L,FT_4 0.923 pmmol/L,TSH>100.0μU/ml。A-TG 10μU/ml,A-TPO 5.28μU/ml。

问题

1. 最可能的诊断是什么?

2. 相关核医学检查有哪些?

3. 确定诊断是什么?

参考答案和提示

1. 初步诊断　甲状腺功能减低。

2. 相关核医学检查:①甲状腺功能测定;②甲状腺显像。

(1)甲状腺功能测定:首选体外测定,测血清 T_3、T_4、TSH 浓度,尤其是 TRH 兴奋实验的甲状腺功能减低病因学诊断。其次行甲状腺摄^{131}I率检查。

(2)甲状腺显像:甲状腺显示不清,放射性分布呈普遍稀疏,周围本底放射性增高。

3. 确定诊断　原发性甲状腺功能减低。

临床思维:甲状腺功能减低

原发性甲状腺功能减低者,TSH 的基础值即很高,注射 TRH 后,TSH 升高更为明显。垂体性甲状腺功能减低者,TSH 的基础值即很低,注射 TRH 后,TSH 不会增加。下丘脑性甲状腺功能减低者,注射 TRH 后,TSH 分泌增多,但高峰延迟,多在 60~90min 时出现。

第五节　甲状腺功能亢进

案例 1-6

患者,男,68 岁,汉族。患者以"阵发性心慌不适 3 年,腹泻 1 个月"收住,于 3 年前无诱因出现阵发性心慌不适,发作时觉乏力,视物模糊,持续十余分钟可自行缓解,于今年 3 月出现腹泻,大便 4~5 次/日,如黄色稀便。体格检查:P 72 次/分,颈围 30 cm,无突眼,皮肤湿润,甲状腺无肿大,无毛细血管搏动征,无双手细颤。甲功示:T_3 2.15ng/μl,T_4 14.93ng/μl,TSH 0.07μU/ml。

ECG 示:心房颤动伴快速心室率,无明显饮食亢进,无怕热多汗。

案例 1-7

患者,女,29 岁,汉。以"心慌、手抖、乏力、消瘦、多汗 3 年,体重下降伴食欲亢进 1 月"收住。发病来有脾气暴躁,多汗,大小便正常,体重下降 10kg。体格检查:P 120 次/分,颈围 32cm,无突眼征,双侧甲状腺Ⅱ°肿大。对称弥漫性肿大,质软,吞咽时上下移动,无压痛、血管杂音,无肱动脉枪击音。

吸碘率:3 小时为 60.9%,24 小时为 73.2%。

甲状腺功能检查示:T_3 4.38ng/μl,T_4 227.3ng/μl,TSH 0.01μU/ml。A-TG 4.37μU/ml,A-TPO 244.5μU/ml。

问题

1. 最可能的诊断是什么?

2. 相关核医学检查有哪些?

参考答案和提示

1. 最可能的诊断　甲状腺功能亢进。

2. 相关核医学检查　甲状腺显像。

临床思维:甲状腺功能亢进

【诊断】

甲状腺体外功能测定是甲状腺功能亢进诊断的主要依据,其诊断效能为: hTSH=TRH

兴奋实验>FT_3>FT_4>TT_3>TT_4。甲状腺摄^{131}I率是甲状腺功能亢进诊断的参考指标之一,但现代的甲状腺摄^{131}I率更多的作为甲状腺功能亢进患者^{131}I治疗剂量确定的主要客观参考指标之一;甲状腺摄^{131}I率曾经是甲状腺功能亢进诊断的主要参考指标之一,但目前已基本被体外甲状腺激素测定所取代。正常人甲状腺摄^{131}I高峰在服^{131}I后24h,峰时提前表明^{131}I参与合成甲状腺激素并由甲状腺分泌进入血循环的速度明显增快,是诊断甲状腺功能亢进的指标。少数甲状腺功能亢进患者只是摄^{131}I率增高而峰时不提前,与各种原因引起的缺碘性甲状腺肿的表现类似,可进一步作甲状腺激素抑制试验进行鉴别。甲状腺显像甲状腺功能亢进具有典型的弥漫性高浓聚分布。

第六节　桥本甲状腺炎

案例 1-8

患者,女,43岁,哈萨克族。以"怕热、多汗、手抖伴心慌6年,加重3月"为主诉入院。无明显体重、食欲及大便次数改变。偶出现间断性双下肢浮肿,劳累后明显。偶出现夜间平躺后感呼吸困难,侧卧后呼吸困难可略缓解,夜间反复出现心慌。体格检查:P 94/分,颈围35cm,S_1亢进,未及杂音,颈部双侧甲状腺Ⅱ°肿大不对称。可触及2个2~3cm大小结节。表面光滑、质韧,可活动,肱动脉枪击音阳性,双手细颤阳性,眼征阴性。

甲状腺功能检查示:T_3 2.62ng/μl,T_4 120.9ng/μl,TSH 0.01μU/ml。A-TG 4000μU/ml,A-TPO 60μU/ml。

吸碘率:3小时为41.2%,24小时为72.4%。

病理检查提示:散在滤泡上皮细胞及淋巴滤泡,上皮良性改变。

问题

1. 最可能的诊断是什么?

2. 相关核医学检查有哪些?

参考答案和提示

1. 最可能的诊断　甲状腺功能减低。

2. 相关核医学检查　①甲状腺功能测定;②甲状腺显像。

(1) 甲状腺功能测定:首选体外测定,测血清T_3、T_4、TSH浓度,尤其是A-TG和A-TPO浓度。其次行过氯酸盐释放试验检查。

(2) 甲状腺显像呈多种表现,放射性分布不均呈斑片状,有时可见"冷"结节,也可表现为甲状腺显示不清的甲减表现,同时还可出现^{131}I与^{99m}TcO$_4^-$两者显像不一致的结果。

临床思维:桥本甲状腺炎

【诊断】

A-TG 和 A-TPO 对于桥本甲状腺炎的诊断具有较高的临床价值,其与细针病检结合诊断率极高;约 60% 的慢性淋巴细胞性甲状腺炎患者的过氯酸盐释放试验释放率增高,故该方法也可用于慢性淋巴细胞性甲状腺炎的辅助诊断;甲状腺显像的影像特点多样,具有一定的辅助诊断价值。

第七节　甲状腺滤泡状癌,淋巴结转移

病例 1-9

患者,女,43 岁。发现右颈部无痛结节 40 余天。体格检查:右甲状腺触及肿物约 3cm×2cm 大小,质硬,活动较差。B 超检查:右甲状腺内 3cm×2cm 中等回声,内见 1.5cm× 1.3cm 弧状强回声,右颈部 3.0 cm×2.3cm,1.3cm×1.3cm 低回声区,右甲状腺增大,实质性不均匀的占位性病变。

问题

1. 最可能的诊断是什么?
2. 相关核医学检查有哪些?
3. 手术病理及确定诊断结果怎样?

参考答案和提示

1. 初步诊断　右甲状腺腺瘤。
2. 相关核医学检查　^{99m}Tc 甲状腺显像:右甲状腺下极临床触及肿物处"冷"结节,隔日 ^{99m}Tc-MIBI 显像"冷"结节部位明显填充,提示恶性病变可能性大。
3. 手术病理　右甲状腺滤泡状癌,淋巴结转移(2/4)。
4. 确定诊断　右甲状腺滤泡状癌,淋巴结转移。

临床思维:甲状腺滤泡状癌

【分类】

甲状腺结节根据病变区域的显像剂摄取状态分为:"热"结节,"温"结节,"凉"结节,"冷"结节四类。"冷"结节说明该结节的组织分化不良或功能减低,可见于腺瘤、结节性甲状腺肿、甲状腺炎、甲状腺癌等。

【鉴别诊断】

统计表明,"冷"结节恶性几率较其他类型高,约占 20% 左右,故对于"冷"结节应高度警惕,除结合临床表现外,必要时可进行以下检查进行鉴别:

(1) ^{201}TL,^{99m}Tc-MIBI,^{99m}Tc(Ⅴ)-DMSA 等亲肿瘤显像剂进行亲肿瘤显像,如结节可聚

集亲肿瘤显像剂,提示恶性病变可能性大。

(2) 甲状腺动脉灌注显像,若动脉灌注阳性,也提示恶性病变可能性大。

第八节 甲状旁腺腺瘤伴功能亢进

案例 1-10

患者,女,61 岁。发现骨质疏松 10 余年,间断服用盖天力、高钙素等治疗,多次检查示血钙偏高,血磷偏低,身高较前缩短。实验室检查:血钙 8.0mmol/L,血磷 0.89mmol/L,尿钙 20.3 mmol/24h,尿磷 26.1mmol/24h,血清 PTH 688mmol/L。B 超:右甲状腺下极后方 3.2cm×1.2 cm 包块。

问题

1. 最可能的诊断是什么?

2. 相关核医学检查有哪些?

3. 确定诊断是什么?

参考答案和提示

1. 初步诊断 ①甲状旁腺功能亢进;②甲状旁腺腺瘤。

2. 相关核医学检查 ^{99m}Tc-MIBI 甲状旁腺显像:早期 20 分钟和延迟 2 小时显像减影后,可见右甲状腺下极局限性放射性浓聚影,提示甲状旁腺功能性腺瘤。

3. 确定诊断 甲状旁腺腺瘤伴功能亢进。

临床思维:甲状旁腺功能亢进

【分型】

临床上甲状旁腺功能亢进分原发性和继发性,其中 95% 为原发性。

【病因和病理】

原发甲状旁腺功能亢进由腺瘤(占 80%~90%)、增生(占 10%~15%)和腺癌(占 1%~4%)引起。

【诊断】

原发甲状旁腺功能亢进诊断主要依据血钙和甲状旁腺激素(PTH)的水平。

【治疗】

本病一经诊断,手术治疗是唯一行之有效的方法。功能正常的甲状旁腺行^{99m}Tc-MIBI甲状旁腺显像时不显影,因此^{99m}Tc-MIBI 甲状旁腺显像主要用于诊断甲状旁腺功能亢进和对腺瘤进行手术定位以及术后追踪。核素显像对于甲状旁腺腺瘤检出率的灵敏度为79%~95%,术前定位诊断可以有的放矢地指导手术、缩小探查范围、缩短手术时间、降低手术并发症、提高手术成功率。

第九节　异位嗜铬细胞瘤（腹主动脉旁）

案例 1-11

患者，女，46岁。患者因头痛、头晕6年，并进行性加重，血压增高，最高时血压达240/120mmHg，各种降压药效果不佳而住院。实验室检查：尿去甲肾上腺素719.7μg/dl（正常值12.1～85.5μg/dl），肾上腺素15.4μg/dl（正常值1.7～22.4μg/dl），多巴胺384.5μg/dl（正常值1～1000μg/dl）。B超：后腹膜肿物。X-CT：腹主动脉旁肿物，双肾上腺阴性。

问题

1. 最可能的诊断是什么？
2. 相关核医学检查有哪些？
3. 确定诊断是什么？

参考答案和提示

1. 初步诊断　嗜铬细胞瘤。
2. 相关核医学检查　^{131}I-MIBG显像：见后腹部一团块浓聚影。提示异位嗜铬细胞瘤。经手术病理证实为腹主动脉旁（左侧）异位嗜铬细胞瘤。
3. 确定诊断　异位嗜铬细胞瘤（腹主动脉旁）。

临床思维：嗜铬细胞瘤

【诊断】

根据临床表现和血生化检查，诊断本病并不困难。

嗜铬细胞瘤约80%发生在肾上腺髓质，但也可发生在肾上腺外。应用^{131}I-MIBG肾上腺髓质显像对于嗜铬细胞瘤的定位诊断是一种准确的方法。通常注射显像剂24小时即显影清晰，表现为病灶部位的放射性分布高于周围邻近器官和组织。^{131}I-MIBG肾上腺髓质显像诊断嗜铬细胞瘤的灵敏度可达85%以上，特异性也近100%，准确性大于95%。

【治疗】

手术治疗是唯一的方法。

复　习　题

一、单项选择题

1. 甲状腺功能亢进药物治疗中监测药量是否合适，应选用哪种检查（　　）

A. 停药六周后查 T_3、T_4、TSH

B. 不停药查甲状腺摄^{131}I率

C. 不停药查 T_3、T_4、TSH

D. 过氯酸钾抑制试验

E. 甲状腺素抑制试验

2. 某成年女性患者疑为慢性淋巴细胞性甲状腺炎，选择哪项核素检查有助于诊断（　　）

A. 甲状腺摄^{131}I试验

B. 甲状腺素抑制试验

  C. ^{131}I 甲状腺显像   D. Tg 和 Tm

  E. 甲状腺减影法

3. 甲状腺"温"结节的摄^{131}I 功能（　　）

  A. 低于正常甲状腺组织   B. 无摄^{131}I 功能

  C. 高于正常甲状腺组织   D. 与正常甲状腺组织相似

  E. 低于和高于正常甲状腺组织混合存在

4. 以下哪种情况只能用^{131}I 甲状腺扫描（　　）

  A. 甲状腺结节功能的判断和良恶性鉴别   B. 功能自主性甲状腺瘤

  C. 功能性甲状腺癌转移灶的诊断和定位   D. 估计甲状腺重量

  E. 判断颈部肿物与甲状腺的关系

5. 功能自主性甲状腺腺瘤的显像特征是（　　）

  A. 单个热结节,而正常甲状腺组织功能受抑

  B. 单个热结节,正常甲状腺组织功能不受抑

  C. 单个热结节,其功能受垂体分泌的 TSH 调节

  D. 单个冷结节

  E. 单个温结节

6. 甲状腺冷结节是指其摄取^{99m}Tc 功能（　　）

  A. 低于正常甲状腺组织   B. 无聚^{99m}Tc 功能

  C. 高于正常甲状腺组织   D. 同正常甲状腺组织

  E. 呈先低于后高于正常甲状腺组织的动态变化

7. 下列哪项检查结果不能诊断原发性甲状腺功能减低（　　）

  A. T_3、T_4↓,TSH 正常,FT_3、FT_4 正常   B. T_3、T_4↓

  C. T_3、T_4↓、TSH↑   D. T_3、T_4、rT_3↓

  E. FT_3、FT_4↓

8. 功能自主性甲状腺腺瘤不能用哪一种方法与先天一叶缺如或一般热结节进行鉴别
（　　）

  A. 甲状腺素抑制试验

  B. 用铅板将热结节挡住后再进行较长时间显像

  C. 过氯酸钾释放试验

  D. TSH 兴奋试验

  E. ^{99m}TcO$_4^-$MIBI 甲状腺显像

9. ^{99m}TcO$_4^-$ 做甲状腺显像剂时,不适用于（　　）

  A. 判断甲状腺结节功能   B. 寻找功能性甲状腺癌转移灶

  C. 功能性甲状腺瘤的诊断   D. 观察甲状腺术后残余甲状腺组织

  E. 甲状腺大小和重量的估计

10. 地塞米松抑制试验肾上腺皮质显像的目的是（　　）

  A. 了解垂体功能   B. 了解下丘脑功能

  C. 鉴别肾上腺皮质增生或腺瘤   D. 了解中枢神经系统功能

E. 以上都不是

11. 用于嗜铬细胞瘤定位诊断的最好显像方法是(　　)

A. 肾上腺皮质显像　　　　　　　　B. 肾上腺髓质显像

C. 肾动态显像　　　　　　　　　　D. 甲状旁腺显像

E. 肾静态显像

从下列 5 个备选答案中选择最适当的检查方法(　　)

A. TT_3、TT_4+TSH−RIA+TG、TM　　　B. FT_3、FT_4+TSH＝IRMA

C. TSH-IRMA　　　　　　　　　　　D. 甲状腺摄^{131}I 试验+T_3、T_4

E. TRH 兴奋试验

12. 一女性患者 56 岁因浮肿、畏寒、乏力、皮肤粗糙 1 年来诊,为排除慢性淋巴细胞性甲状腺炎所致甲状腺功能减低应做什么检查(　　)

13. 一女性患者 30 岁,因右侧甲状腺肿大并伴有自觉疼痛及压痛 1 周来诊,为排除亚急性甲状腺炎应做上述什么检查(　　)

14. 一位继发甲状腺功能减低患者为确定病变部位,应做上述哪项检查(　　)

从下列 5 个备选答案中选出相应的答案

A. TT_3、FT_3 升高,TT_4、FT_4 正常,TSH 低于正常

B. TT_3、FT_3 低于正常,TT_4、FT_4 正常,TSH 正常,反 T_3↑

C. TT_4 升高,FT_4 正常,TT_3、FT_3 正常,TSH 正常

D. TT_3、FT_3 正常,TT_4、FT_4 正常,TSH↑

E. 吸碘率高于正常,甲状腺素抑制试验正常

15. 亚临床甲状腺功能减低(　　)

16. T_3 型甲状腺功能亢进(　　)

17. 低 T_3 综合征(　　)

二、填空题

1. 肾上腺髓质显像主要用于_____的_____诊断。

2. 甲状旁腺显像适用于_____。

3. ^{131}I 甲状腺摄试验,在甲状腺功能亢进患者的典型表现为_____和_____。

4. $^{99m}TcO_4^-$ 作为甲状腺显像剂的优点是_____,缺点是_____。^{131}I 作为甲状腺剂的优点是_____,缺点是_____。

5. 间位碘代苄胍(MIBG)能与_____结合,因此,用^{131}I 标记 MIBG 能做_____显像。

三、问答题

1. 甲状腺摄^{131}I 率试验判断甲状腺功能亢进的标准是什么?

2. 甲状腺显像如何判断甲状腺结节的功能及怎样用核医学的方法判断"冷"结节的良恶性?

3. 什么是亚急性甲状腺炎的分离现象?

复习题参考答案

一、单项选择题

1. C 2. D 3. D 4. C 5. A 6. B 7. A 8. C 9. B 10. C 11. B 12. A
13. D 14. E 15. D 16. A 17. B

二、填空题

1. 定位 嗜铬细胞瘤
2. 甲状旁腺瘤的诊断和定位
3. 摄碘率增高 高峰前移(峰时前移)
4. 辐射吸收剂量低 特异性差 特异性强 辐射吸收剂量大
5. 肾上腺素能受体 肾上腺髓质

三、问答题

1. 甲状腺摄^{131}I率试验判断甲状腺功能亢进的标准是什么?

   答题要点:

   (1) 最高摄^{131}I率高于当地正常值上限。

   (2) 摄^{131}I率高峰提前出现。

   (3) 2或3h与24h吸^{131}I率之比值大于80%。

   凡符合上述(1)及(2)或(1)及(3)者,均提示甲状腺功能亢进[1]。

2. 甲状腺显像如何判断甲状腺结节的功能及怎样用核医学的方法判断"冷"结节的良恶性?

   答题要点:

   (1) 由于甲状腺各部位摄取显像剂的多少与局部甲状腺的功能呈正比。因此,结节的影像表现也可以反映其功能。"冷结节"表现为放射性缺损区,结节基本上无甲状腺功能;"凉结节"表现为放射性减低区,结节功能低于正常甲状腺组织;"温结节"表现为放射性分布与正常甲状腺影像相近,功能也接近正常组织;"热结节"表现为放射性增浓,结节功能高于正常甲状腺组织。

   (2) 判断"冷结节"的良恶性:

   1) 甲状腺动脉灌注显像:甲状腺内的血流量和速度与甲状腺功能有关,恶性病变的血流较正常组织丰富。"冷结节"在甲状腺动脉灌注显像呈局部放射性增浓表现者,提示恶性可能性大;表现为局部减低缺损区,提示良性可能性大。

   2) 肿瘤阳性显像:"冷结节"在肿瘤阳性显像表现为放射性明显浓聚,高度提示恶性肿物。

3. 什么是亚急性甲状腺炎的分离现象?

   答题要点:指在亚急性甲状腺炎的早期,由于甲状腺细胞的破坏,导致细胞内的甲状腺激素释放到血液循环中使血清甲状腺激素浓度增高,临床表现为高代谢症状,而此时甲状腺摄^{131}I率降低,这种分离现象有助于本病的诊断。

(巴 雅 孙晓琰 秦永德)

第二章 神经系统

第一节 癫痫

案例 2-1

患者,男,14 岁,无明显诱因出现左侧肢体抽搐、牙关紧闭,口唇青紫,呼吸困难,并伴有短暂性神志障碍,每次持续时间约 4min 后,神智恢复清醒。偶有双侧肢体抽搐伴神智昏迷情况。体格检查:T 37.1℃,P 85 次/分,R 18 次/分,BP 120/70mmHg。神志清醒,步行平稳,步态正常,自动体位,查体合作,心、肺、腹、脊柱等无异常体征。双侧肢体无肌萎缩,对称。专科情况:神志清醒,自动睁眼、问答准确、遵嘱动作,GCS 评 15 分。理解力、定向力良好,近事记忆略差,远事记忆可,计算力略差。双侧瞳孔等大,圆形,直径约 2.5mm,双侧直接、间接对光反应灵敏,专科查体无明显异常定位体征。行视频脑电图检查显示:右侧额颞叶异常脑电波。CT 头颅:未见明显异常。MRI:右侧额部颅骨囊性病变,考虑为蛛网膜颗粒压迹。ECT 检查(发作间期显像+发作期显像):右侧额叶脑血流改变显著,考虑灶性改变。

问题

1. 最可能的诊断是什么?

2. 其他相关的诊断是什么?

3. 诊断依据是什么?

4. 进一步确诊需要的检查项目有哪些?

5. 最合适的治疗是什么?

6. 预后如何?

参考答案和提示

1. 最可能的诊断 原发性癫痫。

2. 其他相关的诊断

(1) 精神性疾病,过度兴奋灶,以颞叶为多。

(2) 脑肿瘤。

(3) 外加负荷:光、声音、语言刺激,颞叶皮质激活。

3. 诊断依据

(1) 患者为男性青少年,无明确诱发因素发病,发病史 1 年。

(2) 发病表现:表现多样,可呈单纯运动区发作,呈左侧肢体肌阵挛发作,期间神志维持清醒;亦可呈局部发作迅速扩展成全身强直—阵挛发作,双侧肢体抽搐,并伴有神志不清。

（3）辅助检查：视频脑电图检查显示右侧额颞叶异常脑电波；CT 以及 MRI 可正常，可异常；ECT 检查（发作间期显像＋发作期显像）示右侧额叶脑血流改变显著，考虑灶性改变。

4. 进一步确诊需要的检查项目　可在术中行皮质电极脑电波监测。

5. 最合适的治疗

（1）最合适的治疗为手术清除病灶。

（2）其次为药物治疗。

6. 预后　一般预后良好。

临床思维：癫痫

癫痫是一组由大脑皮质或皮质下神经元异常放电所致反复突然发作短暂脑功能异常的慢性疾病，临床诊断并不困难，但治疗效果差异较大。目前临床上至少有 20% 的癫痫患者经药物治疗无明显效果，而需要手术治疗。然而手术前的准确定位一直是临床上尚未完全解决的问题。常规脑电图虽然在诊断中有重要意义，但致癫灶易泛化，难以准确定位。

【MIR 检查】

MRI 检查是基于组织结构、形态及信号的异常变化来显示病灶的，对有明显形态及信号异常的病因及定位诊断无困难。近年来对颞叶癫痫的研究发现海马形态的改变及短暂的信号异常对诊断有着重要的意义，颞叶癫痫灶，海马容积缩小，一侧颞叶癫痫经常发现对侧异常，有报道，约有 30% 的单侧颞叶中央区病灶，可伴有两侧海马结构异常。

【SPECT 研究】

许多学者对癫痫进行 SPECT 研究后发现，癫痫发作期致癫灶局部代谢增强和血流增加，而发作间期致癫灶局部代谢减弱和血流降低。一般认为，发作期的放射性浓集灶，更能反映致癫灶。但一些研究证明，发作时的肢体运动也能引起相应脑区血流灌注和功能活动增高，此外，致癫灶电活动的泛化可使多处脑内代谢增高，发作期血流灌注影像有时可见多处局灶性放射性浓聚，有时对确定致癫灶带来一定的困难，减影像所见的典型灶性改变即为致癫灶。这是 SPECT 所见的重要征象，而差值像上所示的一些放射性较低的小灶，考虑为肢体运动因素干扰所致。基底节、丘脑和小脑的放射性增高区，我们认为也是泛化所致。

【研究现状及展望】

发作期与发作间期显像定位致癫灶有较高的临床应用价值，减影法可以使致癫灶突现出来，同时避免了发作间期和发作期的假阳性及假阴性结果，对手术前制定手术方案有较高的指导作用。但其定位仍是粗糙的，缺乏准确的解剖图像。统计参数图（SPM）软件可以将 MRI 图像与 PET 和 SPECT 等功能图像进行融合，我们相信以后随着软件进一步改进及"中华民族标准脑图库"的建立会对癫痫灶定位起到积极的促进作用。

第二节　短暂性脑缺血发作(TIA)

病例 2-2

患者,男,75 岁。于晚餐前 4h 突感右手无力,不能持筷,站立时欲向右侧倾倒,同时言语不清,家人发现其口角歪斜,但无头晕、头痛、黑矇、恶心、呕吐、意识障碍或抽搐等。体格检查:神清,右鼻唇沟变浅,口角左歪,颈软,右侧上、下肢肌力下降,肌张力升高,病理征阴性。急诊 CT 未发现明显低密度灶。约 2h 后患者上述症状完全缓解,有冠心病史 15 年,近年出现心房颤动。实验室检查:血、尿、粪常规及电解质、肝与肾功能均正常。心电图检查:心房颤动,完全性右束支传导阻滞。CT 检查:未发现明显缺血灶。脑 SPECT 静息显像:1h 前口服过氯酸钾 400mg 以阻断脉络丛及甲状腺对$^{99m}TcO_4^-$的摄取,然后静脉注射$^{99m}TcO_4^-ECD1.11GBq(30mCi)$,30min 后平卧于检查床,头部固定,房间安静,光线暗淡。条件:矩阵 64×64,放大 2 倍,每帧采集计数 10^5 共 60 帧,总计数 $6×10^6$,共 30min。负荷前脑 SPECT 显像:左额颞叶、枕叶和右小脑放射性分布稀疏,负荷后放射性稀疏更明显,范围更广泛而小脑分布正常。

问题

1. 最可能的诊断是什么?

2. 其他相关的诊断有哪些?

3. 诊断依据有哪些?

4. 进一步确诊需要的检查项目有哪些?

5. 最合适的治疗是什么?

6. 预后如何?

参考答案和提示

1. 最可能的诊断　短暂性脑缺血发作(TIA)。

2. 其他相关的诊断

(1) 局部脑血管储备能力低下。

(2) 隐匿性脑缺血。

(3) 脑梗死,病灶较小。

3. 诊断依据

(1) TIA 好发于中老年人,男性多于女性,大多数 TIA 发作突然、持续时间短暂,一般十余分钟,多在 1 小时内,部分患者可达数小时。

(2) 恢复完全,且不遗留神经功能缺损体征。

(3) 辅助检查

1) 经颅彩色多普勒超声:观察脑血管的血流速度、流向及各大血管的狭窄情况。

2) 脑血管造影。

4. 进一步确诊需要的检查项目　血小板聚集功能的检测:血小板是微栓子形成的基

本成分,其数量的增多和功能异常是产生微栓子的重要因素。TIA 发作者应作血小板计数、血小板聚集功能的测定。

5. 最合适的治疗

(1) 活血化淤,扩血管及神经营养药物治疗。

(2) 外科治疗:经脑血管造影,对狭窄程度70%以上者、单发或多发的 TIA、抗血小板药物没有达到预期效果并且单侧重度狭窄的患者适宜行外科治疗,应行颈动脉内膜切除术。

6. 预后 一般预后良好。

临床思维:短暂性脑缺血发作(TIA)

【病因】

TIA 是由于颈动脉或椎-基底动脉系统的短暂血液供应不足而引发。

【临床表现】

临床表现为发病突然,缓解较快,几分钟或几小时的局灶性神经功能缺失,24h 内可完全恢复,不遗留神经功能缺损症状和体征。如果在发病后立即或短时间内进行核素脑血流显像,此时虽然临床症状明显改善或消失,但脑血流灌注显像仍可见局部放射性分布异常减低。

【诊断】

根据国内外的文献报道,脑血流灌注显像对 TIA 患者局部脑缺血病灶的检出率约为40%左右,明显高于 CT 检出率。应用药物介入试验可进一步提高脑缺血病灶的检出率。核素脑血流灌注显像不仅能灵敏地检测局部缺血区,而且能定量测定局部缺血的程度与病变的范围、客观评价治疗效果、合理估计患者预后。有人随访了 56 例 TIA 患者发现,局部脑血流异常者中48%有 TIA 复发,而正常者仅 22%有 TIA 复发。rCBF 断层影像对于TIA 早期诊断、防止脑梗死的发生具有重要价值。

第三节 脑 梗 死

案例 2-3

患者,女,68 岁。半月前无明显诱因出现记忆力下降,并伴有间歇性意识障碍。体格检查:神清,慢性病容,对答切题,按指令活动;体检合作;头颅无畸形;双侧瞳孔等大、等圆,对光反射正常,生理反射存在,病理反射未引出;R 80 次/分,BP 190/90mmHg(25/12kPa)。经 CT 扫描显示左顶叶病变,患者发病期间无大小便失禁等症状。既往无肝炎、肺结核史,患高血压病史 20 余年。头部 CT 示左侧顶叶见一不规则异常低密度影,边界不清,平面扫描示其内有隐约、杂乱的条状弯曲高密度影,增强扫描病灶未见明显增强,条状影可见增强,提示左顶叶病灶,考虑为:①脑梗死;②畸形血管团;③星形细胞瘤。MRI 提示左顶叶脑梗死。脑血管血流动力学分析示脑供血不足,脑血管痉挛,脑动脉弹性下降,微循环功能下降,临界压力升高,脑缺氧。SPECT 见左顶叶近枕叶放射性分布缺损。

问题

1. 最可能的诊断是什么?
2. 诊断依据是什么?
3. 进一步确诊需要的检查项目有哪些?
4. 最合适的治疗如何?

参考答案和提示

1. 最可能的诊断 脑梗死。

2. 诊断依据 中年以上,有高血压及动脉硬化者,突然起病,在数小时、1到数日内达到高峰的脑局灶性损害患者。并且这些症状又符合脑部某一动脉血管供血区的功能缺损,无脑膜刺激征。

3. 辅助检查

(1) 颈动脉超声检查可见到颈动脉内膜增厚,斑块形成,经颅超声检查和栓子监测可测到栓子脱落信号。

(2) 头颅CT检查有助于鉴别出血性脑卒中和脑梗死,发病24h内常无明显梗死病灶可见。

(3) 头颅MRI敏感性较高,特别是弥散MRI技术使临床能在超早期发现脑内缺血性损害,6h内弥散MRI阳性率达100%,同时能够区分新旧病灶。

4. 最合适的治疗 脑梗死治疗的目标是恢复脑血流循环,救治缺血半暗区,减轻继发性神经元损伤,改善神经功能缺损程度。因此,争取时间,减少继发神经元死亡,增强神经康复是整个治疗的中心,分为内科一般治疗、血压控制、颅内压增高和特殊治疗等手段。

临床思维:脑梗死

【病因】

脑梗死是因脑血管阻塞而引起的脑缺血性坏死或软化。

【临床表现】

脑梗死可发生在脑的任何部位,但以大脑中动脉更易受累,其次为大脑后动脉支配的枕叶内侧和椎基底动脉支配的小脑和脑干等处。在脑梗死的急性期,由于血流中断,显像剂不能到达,血流灌注显像主要表现为局部异常缺损区,诊断阳性率较高,达90%以上,而CT及MRI可能为阴性。梗死后2~3日,局部水肿消退,梗死区显示为边缘清晰的低密度灶,CT及MRI明确显示阳性,但脑血流灌注显像提示的病灶区往往大于CT和MRI。同时可见缺血区周围放射性增高,被称为过度灌注。此外,有时尚可见到对侧大脑及小脑放射性减少,被称为交叉性失联络。

【诊断】

本例临床诊断为顶叶脑梗死,CT与MRI均示相同结果。如进一步随访,核素异常的改变可能会存在相当一段时期。总之,与CT及MRI相互配合,对于一些复杂病例的病程估价、疗效评价和预后判断均有一定的实用价值。

第四节 早老性痴呆症（Alzheimer 病）

案例 2-4

患者,男,57 岁,以兴趣和工作效率减退,近事遗忘 3 月,思维迟钝,或注意力集中困难就诊。自诉碰到生疏或较复杂的作业时,易感疲乏、沮丧、易怒和焦虑,既往无颅脑外伤史,无明确脑部感染史,无遗传病史,以往智力正常。一般查体,未见阳性体征,血生化及激素水平检查正常。精神专科查体:短程记忆损害(即不能学习新知识),表现为患者不能在 5min 后复述三件物体;长程记忆损害(即不能回忆过去已掌握的知识)的表现为患者不能回忆本人近期的经历(昨天发生的事);表情淡漠。SPECT 脑血流灌注显像示双侧顶叶、颞叶灌注减低;脑 CT 未见明显异常;PET 脑 FDG 代谢显像示双侧额、顶、颞叶的 rCBF 较正常显著减低,以颞叶为著。

问题

1. 最可能的诊断是什么?

2. 其他相关的诊断是什么?

3. 诊断依据是什么?

4. 进一步确诊需要的检查项目是什么?

5. 预后如何?

参考答案和提示

1. 最可能的诊断 Alzheimer 病(Alzheimer Disease,AD)。

2. 其他相关的诊断

(1) 血管性痴呆。

(2) 一氧化碳中毒。

(3) 重症抑郁症。

(4) 脑肿瘤。

3. 诊断依据 患者为中老年起病,以遗忘发病,缓慢出现进行性的铭记和记忆障碍。精神专科查体:短、长程记忆损害均为阳性,影像学检查 SPECT、PET 显像均为双侧额、颞叶的脑血流或代谢减低。无一氧化碳中毒史。

4. 辅助检查

(1) 头颅脑 MRI 检查以排除占位性病变,了解脑部血管解剖结构性变化。

(2) 精神科专科全面检查以排除精神疾患。

5. 最合适的治疗 尚无有效治疗方法,适当的医护措施可促进其恢复一般健康水平,和延缓其精神衰退进程。良好的环境和生活安排(包括饮食、睡眠)、多与家属接触和安排适当活动等一般处理,颇为重要。

临床思维:早老性痴呆症（Alzheimer 病）

Alzheimer 病或称 Alzheimer 痴呆(AD),本病为慢性进行性脑变性所致的痴呆,以往将起病于老年期者称为老年性痴呆(seniledementia,SD),起病于中老年期者称为早老性痴呆(Preseniledementia），后者主要包括 Alzheimer 病、Pick 病及 Jakob-Creutzfeldt 病。最近发现在临床表现和神经病理上，老年性痴呆和 Alzheimer 型早老性痴呆之间很少有区别，故现二者统称为 Alzheimer 病，近年来在西方国家，本病占所有痴呆患者约半数以上，而且是死亡原因的第四位。

【病因】

确切病因未明，显微镜下神经病理学特点为老年斑、Alzheimer 神经元纤维缠结及颗粒空泡样变性。痴呆严重程度与老年斑及神经元纤维缠结数目多寡有关。

【诊断】

本病临床诊断包括：

（1）根据痴呆诊断标准。

（2）强调潜隐起病，进行性发展。

（3）排除所有特定病因所致的痴呆。起病后 2~3 年发展为严重痴呆，常因褥疮、骨折、肺炎等疾病或衰竭而死亡。现尚无特殊治疗。

诊断主要依据神经心理测验和排除其他可引起痴呆的疾病，确诊则有赖于脑活检或尸检的病理证实。由于神经心理测验不可避免地会受到多种因素的影响，故不利于早期和非典型 AD 的诊断，而目前治疗 AD 的药物均不能使已变性的神经组织发生逆转，只有在脑细胞开始变性前进行治疗，方能延缓脑组织广泛受损的进程，这些都迫切要求人们寻找一种有效的早期诊断 AD 的方法。为此，医务工作者不断地将一些辅助检查手段应用于筛选 AD，它们主要为 CT、MRI、SPECT 和 PET。

【辅助检查】

CT 主要用以反映 AD 患者的脑结构异常，其特征性改变为皮质萎缩、脑沟变宽和脑室扩大，尤以第三脑室和颞角处为著。但 CT 的这些阳性表现多见于神经细胞变性以后，因此不符合早期诊断的要求。AD 患者典型的 SPECT 常表现为双顶、颞叶灌注减低，且降低的程度与痴呆的严重程度有关。PET 检测 AD 更为灵敏，FDG 显像时可测定区域性脑组织葡萄糖代谢率（CMRglc），CMRglc 减低是 AD 特征性改变之一，其分布有一定的规律性：①主要见于颞顶联合区皮质；②双侧受累为主，但个别病例左侧比右侧降低幅度明显；③某些病例，特别是晚期 AD 患者，其额叶联合区的皮质也有异常；④感觉运动区、视区等新皮质和丘脑等皮质下结构可相对不受累。如前所述，在痴呆的临床症状或脑组织结构异常出现之前，PET 即可显示出脑代谢功能的异常，因此有助于 AD 的早期诊断。

第五节 脑星形细胞瘤术后复发

案例 2-5

患者，男，39 岁，因阵发性头痛 1 年逐渐加重、呕吐 1 周入院，MRI 检查示右脑半球占位性病变，考虑为恶性肿瘤。术后病理示脑星形细胞瘤Ⅱ级，术后 8 个月发生抽搐，无规律发作，CT 及 MRI 检查示右额、颞叶术后改变，周边见环状强化，周围有轻度水肿。ECT 脑肿瘤显像（MIBI）示右颞手术区周边见放射性摄取。

问题

　　1. 最可能的诊断及诊断依据是什么?

　　2. 还应做哪些检查帮助诊断?

　　3. 最合适的治疗方法是什么?

　　4. 预后如何?

参考答案和提示

　　1. 最可能的诊断　脑星形细胞瘤术后复发。

　　2. 诊断依据　患者有脑星形细胞瘤病史,由于星形细胞瘤生长不规则,多呈浸润性和多源性,难以彻底切除,复发率较高。近期出现癫痫发作,可能是由于术后胶质细胞增生引起,也可能为复发,CT 及 MRI 检查示脑部术后部位周边有环状强化,考虑为肿瘤复发,不排除术后改变,ECT 脑 MIBI 显像又证实了该处有放射性浓聚,因为 MIBI 为肿瘤阳性显像剂,是肿瘤复发的有利证据。

　　3. 辅助检查　MRI 增强扫描了解术后该处强化情况。

　　4. 最合适的治疗　首选再次手术治疗,如患者身体不允许,可行外照射治疗。

　　5. 预后差　平均生存时间为 2 年。

临床思维:脑恶性肿瘤(脑胶质瘤)

【临床表现】

　　胶质瘤由于呈浸润性生长,因此局部扩散是胶质瘤的特征。胶质瘤在脑组织内扩散方式可因肿瘤细胞起源不同而异,但是侵袭力是所有胶质瘤固有的特性。正是由于其在脑组织内无限增殖和浸润性生长,不管其分化程度如何,现有的各种治疗方法均难以达到根治程度,几乎毫无例外地迟早都要复发。在临床患者中,胶质瘤的等级似乎不与其局部浸润的程度严格一致,低级星形细胞瘤可以显示出邻近组织的广泛浸润。由于肿瘤细胞的异质性,使肿瘤细胞的扩散方式也不尽相同。胶质瘤颅内扩散方式多种多样,其影像表现亦不一。一种扩散方式可产生几种影像表现,一种影像表现可反映几种扩散途径。胶质瘤扩散的影像表现包括:

　　(1) 脑实质内扩散(intra-parenchymal spread)。

　　(2) 软膜蛛网膜下腔扩散(meningeal-subarachnoid spread)。

　　(3) 脑脊液种植扩散。

　　(4) 室管膜下扩散(subependymal spread)。

　　(5) 颅外转移。

　　胶质瘤的扩散与肿瘤进展、复发和预后密切相关。

【影像学研究】

　　提高对胶质瘤扩散影像表现的认识,有利于我们对胶质瘤扩散做出早期、准确的影像诊断,从而对临床制定全面、可靠的综合治疗方案,改善患者预后,提高生存率,延长生存期极为重要。胶质瘤术后的影像学研究:众所周知,恶性胶质瘤的外科手术切除为一种创伤性治疗方法,可以引起术区周边脑组织发生一系列病理生理学的改变,术后行 CT 或 MRI 检查,在手术区边缘可出现反应性环形强化,这种反应性强化与残存肿瘤或肿瘤早期复发所出现的病理性强化在影像学上表现相似,有时很难区别。有研究认为约 30% 的病例术中认为全切,而术后 MRI 仍可见残存肿瘤的强化。残存肿瘤作为颅内原发肿瘤术后剩余的一部分,其强化机制已比较清楚。有研究认为,术后正常脑组织反应性强化发生率可达 54%~100%。由于缺少充分的病理与影像学的对照研究,多数学者认为普通 CT 或 MRI 扫描不能有效鉴别胶质瘤复发与放射性脑坏死,因为两者均可表现为逐渐增大的强化灶、水肿及占位效应,以及局部坏死囊变等。两者平均发生时间也无明显差异,并且均无特异性临床表现。而 SPECT 由于使用特异性肿瘤高摄取的放射性药品,肿瘤复发与术后瘢痕在显像时显示不同的表现征象,对两者的鉴别敏感性和特异性均较高。

第六节　精神分裂症

案例 2-6

患者,女,26 岁,因失恋致精神受到刺激,出现幻觉,常自言自语,且语无伦次,情感淡漠、意志缺乏,狂躁、多疑,间有抑郁寡欢表现,生活不能自理,病程 5 个月,时轻时重,精神专科检查阳性,阳性症状与阴性症状量表(PANSS)评分为 43 分,CT 及 MRI 检查正常,ECT 脑血流灌注显像示双额叶见明显灌注减低区,以左侧为著,双颞叶见轻度灌注减低。

问题

1. 最可能的诊断及诊断依据是什么?
2. 还应做哪些检查帮助诊断?
3. 最合适的治疗方法是什么?

参考答案和提示

1. 最可能的诊断　精神分裂症。
2. 诊断依据　该患者精神症状较明显,根据临床表现及专科检查可以证实,同时脑 ECT 检查也符合精神分裂症表现。
3. 辅助检查　发作期及发作间期脑电图检查。
4. 最合适的治疗　药物治疗,辅以心理疏导,避免受刺激。

临床思维:精神分裂症

【临床表现】

精神分裂症是一种常见的、病因尚未完全阐明的精神病。多起病于青壮年,常有特殊的思维、知觉、情感和行为等多方面的障碍和精神活动与环境的不协调。

【影像学研究】

由于患者脑部没有器质性改变,传统的 CT、MRI 等解剖影像多没有异常发现,而功能影像学检查如 SPECT、PET 等仪器能够在此领域有很好的表现,已有较多报道采用 SPECT

脑 rCBF 研究此病,目前较为普遍的看法认为精神分裂症患者 rCBF 与正常人是有显著差别的,以发病时为著,精神分裂症患者的变化特点是额叶低灌注最明显,其次是颞叶,顶叶,从脑前部向后部血流灌注逐渐增加,以额叶损害最严重,rCBF 明显减低,基底节和颞叶亦常受损,左侧受损程度常较右侧重。

第七节　帕金森病

案例 2-7

患者,男,69 岁,于 1 年前不明原因出现四肢不自主抖动,自右侧肢体开始,逐渐发展至四肢;运动迟缓,行走时步伐变小、变慢;起步困难伴表情淡漠。四肢抖动以精神紧张时加重,睡眠时消失。偶尔伴情绪低落,严重时胡言乱语。头部 CT 扫描除见到有轻度脑萎缩征象外,其余未见异常。脑 SPECT DAT 显像显示双侧纹状体放射性分布明显降低,左侧纹状体较右侧降低更明显,其形态不规整,放射性分布不均匀。神经系统查体:神志清楚,慌张步态,表情呆板,瞬目少呈面具脸。四肢肌张力呈齿轮样增高,余神经系统查体为阴性。

问题

1. 根据症状和病史,该患者可能的诊断有哪些?

2. 为明确诊断,还需做哪些检查?

3. 根据脑 SPECT DAT 显像是否能够确诊?

临床思维:帕金森病

【病因与病理】

帕金森病的主要病变部位位于黑质、蓝斑及迷走神经背核等处,神经元内的物质——黑质多巴胺能神经元发生进行性的变性丢失而发病。导致黑质多巴胺能神经元蜕变的原因目前尚不清楚。多巴胺转运体是中枢多巴胺能神经元突触前膜的一种膜蛋白,是突触前膜再摄取释放至突出间隙多巴胺的物质基础,是反映多巴胺神经末梢部位活性的良好指标。在特发性帕金森病中多巴胺细胞丧失伴随着纹状体 DAT 的显著丢失,在早期帕金森病患者基底核区 DAT 较正常下降65%。因此,SPECT DAT 显像有助于帕金森病的早期诊断和鉴别诊断。

【临床表现】

患者起病隐匿,于 1 年前逐渐出现疲劳、震颤、行动迟缓、行走困难、运动过缓等一系列神经症状和体征,甚至有抑郁和幻觉出现。神经系统查体:患者慌张步态,表情呆板,呈面具脸,四肢肌张力增高。CT 扫描除了见到有轻度脑萎缩征象外,余未见异常。

【诊断】

根据临床症状和体征,结合发病年龄和病史,初步诊断为帕金森病。该患者可能的诊断还有继发性帕金森综合征、特发性震颤、变性帕金森综合征和抑郁症等。为明确诊断,可详细询问病史,进行神经系统查体及 CT、MRI 等影像学检查加以鉴别诊断。目前,脑多巴胺受体及转运蛋白显像对帕金森病的早期诊断有一定价值。

复 习 题

一、单项选择题

1. Alzheimer 病 SPECT 脑血流灌注显像可见到(　　)

    A. 轮圈征　　　　　　　　　　　B. 分水岭征

    C. 月晕征　　　　　　　　　　　D. 新月形征

    E. 热鼻征

2. 癫痫脑血流灌注显像示(　　)

    A. 病灶为灌注减少或缺失,对侧小脑半球灌注减低

    B. 基底节不对称,灌注减低伴大脑各叶灌注减低

    C. 间歇期血流灌注减低,发作期病灶处灌注增高

    D. 额、顶、颞叶为主的广泛血流灌注减少,表现为"分水岭"征

    E. 血流灌注表现各异或减低或局灶性增高,或两者现象并存

3. 放射性核素脑血管造影系(　　)

    A. 静态显像　　　　　　　　　　B. 动态显像

    C. 断层显像　　　　　　　　　　D. 全身显像

    E. 非显像方法

4. 癫痫患者中,^{99m}Tc-ECD SPECT 异常影像,同时也能在 ^{18}F-FDG PET 显像中(　　)

    A. 发现异常　　　　　　　　　　B. 不能发现异常

    C. 仅有少部分异常能发现　　　　D. 不能发现全部病变

    E. 两者之间没有关联

5. 在 SPECT 脑灌注显像中,脑梗死时出现交叉性小脑失联络征,对侧小脑表现为(　　)

    A. 灌注增加　　　　　　　　　　B. 灌注减低

    C. 灌注不变　　　　　　　　　　D. 无灌注

    E. 外形增大

6. 下列哪一种显像剂可用于脑平面显像(　　)

    A. ^{99m}Tc-ECD　　　　　　　　　B. ^{99m}TcO$_4^-$

    C. ^{99m}Tc-MIBI　　　　　　　　D. ^{99m}Tc-HMPAO

    E. ^{99m}Tc-植酸盐

7. 典型癫痫灶的 SPECT 脑灌注显像的表现是(　　)

    A. 发作和间歇期均增高　　　　　B. 发作和间歇期均减低

    C. 发作时增高,间歇时减低　　　D. 发作时减低,间歇时增高

    E. 发作时增高,间歇时正常

8. Parkinson 病脑血流灌注显像示(　　)

    A. 病灶为血流灌注减少或缺失,部分病例对侧小脑半球灌注减低

    B. 基底节不对称血流灌注减低伴大脑各叶血流灌注减低

C. 间歇期血流灌注减低,发作期病灶处血流灌注增高

D. 额、顶、颞叶为主的广泛血流灌注减少,表现为"分水岭"征

E. 血流灌注表现各异或减低或局灶性增高,或两者现象并存

9. 用于脑灌注显像的显像剂,必须有以下特性(　　)

A. 带正电荷
B. 带负电荷

C. 不带电荷
D. 一端带正电荷,一端带负电荷

E. 亲水端带正电,疏水端带负电荷

10. 脑断层显像所用 OM 线,是指(　　)

A. 前额-小脑连线
B. 眼-枕骨连线

C. 眼-小脑连线
D. 眼-耳连线

E. 垂直于身体长轴的连线

11. 癫痫在局部脑血流断层显像(rCBF)中的特征性表现为(　　)

A. 存在大、小脑失联络现象

B. 大脑皮质不同部位存在 rCBF 低灌注区

C. 大脑皮质不同部位存在 rCBF 高灌注区

D. 发作间期,病灶区,放射性减低,发作期病灶,放射性增高

E. 发作间期,病灶区的放射性增高,发作期病灶区放射性降低

12. 正常情况下,脑代谢首选何种物质(　　)

A. 葡萄糖
B. 脂肪酸

C. 蛋白质
D. 乳酸

E. 氨基酸

13. 哪一项不是局部脑血流断层显像在诊断脑梗死方面的优势(　　)

A. 可较 X-CT 早期诊断
B. 发现病灶较 X-CT 大

C. 发现病灶较 X-CT 多
D. 影像较 X-CT 清晰

E. 可发现远期效应

14. 癫痫发作期癫痫灶表现为(　　)

A. 局限性放射性分布稀疏、降低或缺损

B. 局限性放射性分布浓聚、增高

C. 脑结构紊乱

D. 脑萎缩

E. 异位放射性分布

15. 正常情况下,脑池显像"三叉影像"出现在注入显影剂后(　　)

A. 1h
B. 3h

C. 6h
D. 24h

E. 48h

16. ^{67}Ga 炎症显像时,^{67}Ga 成人常用剂量是(　　)

A. 37MPq
B. 185~370MPq

C. 555~740MPq
D. 740~925MPq

E. >925MPq

17. 脑肿瘤放疗术后坏死组织表现为( )

    A. ^{18}F-FDG 高摄取，^{201}T1 高摄取   B. ^{18}F-FDG 高摄取，^{201}T1 低摄取

    C. ^{18}F-FDG 低摄取，^{201}T1 低摄取   D. ^{18}F-FDG 低摄取，^{201}T1 高摄取

    E. ^{18}F-FDG 高摄取，^{11}C-蛋氨酸高摄取

18. 用脑血流灌注显像诊断脑死亡,最特征的影像是什么( )

    A. 两大脑半球没有放射性分布   B. 一侧大脑半球没有放射性分布

    C. 头皮不显影   D. 两大脑半球放射性低下

    E. 上矢状窦显影

19. ^{99m}Tc-MIBI 脑显像主要为( )

    A. 显示脑脊液间隙   B. 显示脑子肿瘤

    C. 显示脑内炎症   D. 显示脑梗死

    E. 显示脑脊液动为学改变

20. Parkinson 病在 SPECT 脑灌注显像中血流灌注改变可见到( )

    A. 基底节血流增高   B. 基底节血流减低

    C. 小脑血流增高   D. 枕叶血流增高

    E. 丘脑血流增高

21. 下列何种显像剂用于脑血流灌注显像( )

    A. ^{99m}TcO$_4^-$ B. ^{99m}Tc-ECD

    C. ^{99m}Tc-MAA   D. ^{123}I-MIBG

    E. ^{99m}Tc-MIBI

22. 局部脑血流断层显像(rCBF)不能对下列哪种疾病进行诊断( )

    A. 短暂性脑缺血发作(TIA 的诊断)   B. 脑梗死的诊断

    C. 癫痫的诊断   D. 动脉瘤及动静脉血管畸形的诊断

    E. 偏头痛的诊断

23. 交叉失联络现象多见于( )

    A. 慢性脑血管疾病   B. 癫痫

    C. 痴呆   D. Wilson 病

    E. Parkinson 病

24. 在局部脑血流断层显像中,帕金森病脑血流灌注的改变以下列哪一项为主( )

    A. 基底节血流增高   B. 枕叶血流增高

    C. 丘脑血流增高   D. 基底节血流减低

    E. 小脑血流增高

25. 在脑灌注显像中,鉴别 Alzheimer 病与多发性脑梗死痴呆的影像特点为( )

    A. 局限性放射性分布稀疏、降低或缺损

    B. 局限性放射性分布浓聚、增高

    C. 脑结构紊乱

    D. 脑萎缩

E. 双侧顶叶和颞叶放射性降低

26. 下列何种显像剂不能用于脑灌注显像(　　)

　　A. ^{99m}Tc-HMPAO

　　B. ^{99m}Tc-双胱乙酯(ECD)

　　C. ^{99m}Tc-大颗粒聚合人人血白蛋白(MAA)

　　D. ^{123}I-碘代苯异丙胺(IMP)

　　E. ^{123}I-三甲羟甲基碘苄基丙二胺(HIPDM)

27. 下列哪一项不是脑血流灌注显像剂的特点(　　)

　　A. 良好的脂溶性

　　B. 电中性

　　C. 分子量小

　　D. 体外稳定性好,在脑内潴留时间长,清除慢

　　E. 水溶性好

28. 脑脊液产生于(　　)

　　A. 脑和脊髓组织　　　　　　　　B. 软脑膜

　　C. 蛛网膜　　　　　　　　　　　D. 脑室脉络丛

　　E. 以上都不是

29. 癫痫灶在^{18}F-FDG 的 PET 脑代谢显像中,葡萄糖代谢表现为(　　)

　　A. 发作期和间歇期均增高　　　　B. 发作期和间歇期均减低

　　C. 发作期增高,间歇期减低　　　　D. 发作期减低,间歇期增高

　　E. 发作期增高,间歇期正常

30. 核素脑血管显像示双侧颈内动脉显影后 3s,大脑中动脉和大脑前动脉不显影;脑血流平面显像示颅内无灌注,脑实质未见显影,无放射性摄取,核素脑血流断层显像亦无放射性摄取。以上结果说明患者(　　)

　　A. 脑死亡　　　　　　　　　　　B. 脑梗死

　　C. 脑瘤　　　　　　　　　　　　D. 硬膜下血肿

　　E. 脑膜炎

31. SPECT 在脑灌注显像中,脑梗死灶显示灌注减低区范围较 CT 为(　　)

　　A. 范围大,但发现晚　　　　　　B. 范围大,且发现早

　　C. 范围小,且发现晚　　　　　　D. 范围小,且发现早

　　E. 范围一样,但发现晚

32. 放射性核素脑血管造影常用的显像剂为(　　)

　　A. ^{99m}TcO$_4^-$　　　　　　　　　　B. ^{99m}Tc-ECD

　　C. ^{99m}Tc-GH　　　　　　　　　　D. ^{99m}Tc-DTPA

　　E. ^{99m}Tc-HMPAO

33. 早老性痴呆 rCBF 显像常表现为(　　)

　　A. 一侧顶叶和颞叶呈明显的非称性的血流减低区

　　B. 一侧顶叶和颞叶呈明显的非称性的血流增高区

  C. 双侧顶叶和颞叶呈明显的对称性的血流减低区

  D. 双侧顶叶和颞叶呈明显的对称性的血流增高区

  E. 以上均不是

34. 唯一能直接确诊交通性脑积水的显像方法是(　　)

  A. 局部脑血流断层显像　　　　　　B. 脑血流动态显像

  C. 脑池显像　　　　　　　　　　　D. 脑平面显像

  E. 脑代谢显像

35. 采用不通过血-脑屏障的脑显像剂进行脑静态显像时,阳性病灶放射性一般表现为(　　)

  A. 减低区　　　　　　　　　　　　B. 缺损区

  C. 增高(浓聚区)　　　　　　　　　D. 正常

  E. 不浓聚

36. 采用不通过血-脑屏障显像剂的脑静态显像中,脑梗死阳性发现多见于起病后(　　)

  A. 第1天内　　　　　　　　　　　B. 第1周内

  C. 第2~4周　　　　　　　　　　　D. 第5周后

  E. 第6周后

37. ^{18}F-FDG 用于 PET 脑葡萄糖代谢显像,主要由于脱氧葡糖较葡萄糖(　　)

  A. 进入脑组织快

  B. 进入脑组织多

  C. 在脑内代谢氟脱氧葡糖-6-磷酸(FDG-6-P)能进一步代谢

  D. 在脑内代谢产物 FDG-6-P 不能进一步代谢

  E. 在脑内清除快

38. 早老性痴呆及血流灌注显像示(　　)

  A. 病灶灌注减少或缺失,部分病例对侧小脑半球灌注减低

  B. 基底节不对称灌注减低伴大脑各叶灌注减低

  C. 间歇期血流灌注减低,发作期病灶处灌注增高

  D. 额、顶、颞叶为主的广泛血流灌注减少,表现为"分水岭"征

  E. 血流灌注表现各异或减低或局灶性增高,或两者现象并存

39. 下列何种脑显像剂不是脑代谢显像剂(　　)

  A. ^{18}F-FDG　　　　　　　　　　　B. ^{13}N-NH$_3$

  C. ^{15}O$_2$　　　　　　　　　　　　　D. ^{11}C-烷基胺类

  E. ^{123}I-IMP

40. 采用不通过血-脑屏障显像剂的脑静态显像脑病灶中心液化可表现为(　　)

  A. 热鼻征　　　　　　　　　　　　B. 过度灌注征

  C. 轮圈征　　　　　　　　　　　　D. 新月征

  E. "分水岭"征

二、多项选择题

1. SPECT 脑灌注显像的正常图形中,放射性高的区域是(　　)

  A. 大脑灰质　　　　　　　　　　　B. 脑白质

    C. 基底节　　　　　　　　　　　　　D. 丘脑

    E. 小脑

2. SPECT 脑血流灌注显像的适应证是(　　　)

    A. 成年人新近癫痫发作

    B. 伴发或不伴发神经系统定位症状的持续性头痛

    C. 脑脊液漏

    D. 早老性痴呆

    E. 脑卒中

3. SPECT 脑灌注显像,正常脑断层显像中放射性较高的结构是(　　　)

    A. 丘脑　　　　　　　　　　　　　B. 基底节

    C. 大脑皮质　　　　　　　　　　　D. 大脑白质

    E. 脑室

4. 理想的脑显像剂需具备哪些条件(　　　)

    A. 药物在血液中清除比较快

    B. 病变与正常脑组织对比度好

    C. 所使用的放射性核素能量及半衰期适当,对人体无害

    D. 价廉,易于获得和制备

    E. 半衰期越短越好

5. 理想的脑灌注显像剂应具备(　　　)

    A. 不能穿透血-脑屏障　　　　　　　B. 能穿透血-脑屏障

    C. 在脑中滞留足够的时间　　　　　D. 具有确定的脑区域分布

    E. 迅速从体内清除

三、填空题

1. 脑梗死在急性期(发病 2~3d 内,尤其是 24h 内),病变尚未形成明显的结构变化,在 rCBF 影像上可显示病变部位呈放射性明显减低或缺损,X-CT、MRI 常＿＿＿＿＿＿＿;在亚急性期(发病 3d 后,)当病变形成明显结构改变后,X-CT 和 MRI 显示＿＿＿＿＿＿＿,但往往 rCBF 影像所示病变范围较 X-CT 者＿＿＿＿＿＿＿,这是由于梗塞灶(结构异常)的周边同时还存在着单纯的＿＿＿＿＿＿＿区。

2. 放射性核素脑血管造影分为三个时相:＿＿＿＿＿＿＿、＿＿＿＿＿＿＿、＿＿＿＿＿＿＿。

3. 在脑瘤手术和放疗后,若 rCBF 显像显示局部出现新的放射性＿＿＿＿＿＿＿提示为复发;如局部放射性＿＿＿＿＿＿＿,应进行 ^{201} T1 显像鉴别,若放射性＿＿＿＿＿＿＿为复发,仍＿＿＿＿＿＿＿则为瘢痕或坏死形成。

4. 局部脑血-流显像的显像剂必须具备＿＿＿＿＿＿＿、＿＿＿＿＿＿＿、＿＿＿＿＿＿＿三个条件,才可能通过血-脑屏障。

5. 常用的脑葡萄糖代谢显像剂有＿＿＿＿＿＿＿和＿＿＿＿＿＿＿。

6. 交通性脑积水是由于蛛网膜下腔引起脑脊液循环＿＿＿＿＿＿＿或吸收＿＿＿＿＿＿＿,脑池显像可见脑室＿＿＿＿＿＿＿显影而消退缓慢,脑池显像影像呈＿＿＿＿＿＿＿状。

复习题参考答案

一、单项选择题

1. B　2. C　3. B　4. A　5. B　6. B　7. C　8. B　9. C　10. D　11. D　12. A　13. D
14. B　15. C　16. B　17. C　18. A　19. B　20. B　21. B　22. D　23. A　24. D
25. E　26. C　27. E　28. D　29. C　30. A　31. B　32. A　33. C　34. C　35. C
36. C　37. D　38. D　39. E　40. C

二、多项选择题

1. ACDE　2. ABDE　3. ABC　4. ABCD　5. BCD

三、填空题

1. 阴性　阳性　大　缺血
2. 动脉相　毛细血管相　静脉相
3. 增高　减低　增高　减低
4. 小分子　不带电荷　脂溶性
5. ^{18}F-脱氧葡萄糖(^{18}F-FDG)　^{11}C-脱氧葡萄糖(^{11}C-FDG)
6. 障碍　不良　持续　豆芽

（杨自更　孙晓琰　秦永德）

第三章 心血管系统

第一节 冠 心 病

一、心 肌 缺 血

案例 3-1

患者,男,68 岁。主因心前区闷痛一周,加重 12h 入院,临床诊断为冠心病,ECG 阴性;运动和静息门控^{99m}Tc-MIBI 心肌显像为:后侧壁可逆性灌注缺损区。

问题

1. 最可能的诊断是什么?

2. 其影像特点是什么?

3. 诊断要点与鉴别诊断是什么?

参考答案和提示

1. 诊断

(1) 首先考虑:

1) 冠心病,局部心肌缺血。

2) 负荷试验引发的隐匿性心肌缺血。

(2) 其次考虑:

1) 冠状动脉痉挛。

2) 由于存在心肌桥导致运动时诱发缺血。

3) 患心绞痛但冠状动脉血管造影正常。

4) 主动脉狭窄或关闭不全但无冠状动脉粥样硬化。

5) 缩窄性心包炎。

6) 二尖瓣脱垂。

(3) 尚需考虑:

1) 运动状态下的膈肌"上爬伪影"。

2) 完全性左束支传导阻滞。

3) 不完全性右束支传导阻滞。

4) 两次检查体位变化的影响。

5) 冠状动、静脉瘘。

2. 影像特点 可逆性缺损(reversible defect):在负荷影像表现为局部心肌节段存在放射性减低缺损区,而静息或延迟影像出现放射性填充。

3. 诊断要点与鉴别诊断 缺血的心肌组织由于局部血流灌注降低,负荷试验后注射显像剂示放射性的缺损或稀疏,但由于其心肌细胞的活力尚存,在延迟或静息显像时出现放射性填充或"再分布"。需要注意的是与患者位移的影响和负荷诱发的一些非血管病变引起放射性摄取降低进行鉴别。

二、心肌梗死的诊断

案例 3-2

患者,男,59 岁,陈旧性下壁心肌梗死 2 年,自觉偶有心前区不适,ECG 示下壁陈旧性心肌梗死,运动及静息^{99m}Tc-MIBI 门控心肌灌注显像示左心室下壁放射性缺损区,该处室壁无运动,静息态 LVEF=48%;PFR=1.9EDV/S,运动态 LVEF=49%;PFR=2.0EDV/S。

问题

1. 最可能的诊断有哪些?

2. 其影像特点是什么?

3. 诊断要点与鉴别诊断有哪些?

参考答案和提示

1. 诊断

(1) 首先考虑:陈旧性心肌梗死。

(2) 其次考虑:男性患者下壁减低缺损,需考虑膈肌引起的衰减。

2. 影像特点 不可逆性放射性缺损(nonreversible defect):负荷和静息状态下,同一节段心肌始终呈现放射性缺损区。

3. 诊断要点与鉴别诊断 负荷和静息显像出现不可逆性放射性缺损区,提示该处心肌梗死,心肌细胞无活力,无法摄取显像剂,但本法不能鉴别急性或陈旧性心肌梗死。男性的下壁尤其还需要排除膈肌衰减的影响,必要时可以加做俯卧位或进行门控心肌断层显像。

三、心肌梗死伴心肌缺血的诊断

案例 3-3

患者,女,63 岁,陈旧性下壁心肌梗死,病史 5 年,近 3 个月,出现劳累后胸闷,服用硝酸甘油后症状缓解。^{99m}Tc-MIBI 负荷心肌显像示:左心室心尖、前壁、前间灌注缺损区,静息心肌显像见前壁、前间壁有放射性填充,而心尖及前壁近心尖仍然呈局限性灌注缺损区。

问题

1. 最可能的诊断是什么？
2. 其影像特点是什么？
3. 诊断要点与鉴别诊断是什么？

参考答案和提示

1. 诊断

(1) 首先考虑：陈旧性心肌梗死与缺血性心肌组织混合并存。

(2) 其次考虑：

1) 心尖部的缺损区有可能是正常变异。

2) 前壁稀疏，女性须考虑乳房组织引起的衰减，男性需考虑胸大肌引起的衰减。

(3) 尚需考虑：

1) 二尖瓣脱垂不伴有冠心病。

2) 心肌肿瘤。

2. 影像特点　混合型缺损——在负荷影像表现为局部心肌节段存在放射性减低缺损区，而静息或延迟影像出现部分放射性填充。

3. 诊断要点与鉴别诊断　引起负荷状态和静息状态不可逆缺损的原因首先可能是该处缺乏有活力的心肌组织，无法摄取显像剂，而可逆性缺损部位则有可能是缺血的心肌组织。但对不同的患者一些特殊部位的放射性稀疏缺损区如心尖、女性的左心室前壁需要排除正常变异和组织衰减引起的伪影。

第二节　室壁瘤的诊断

案例 3-4

患者，男，72岁。患者因发作性心前区疼痛12年，持续疼痛2h急诊入院。ECG示Ⅱ、Ⅲ、aVF、$V_{7\sim9}$ ST段明显抬高；心肌酶系列增高，临床诊断急性下壁心肌梗死。经内科治疗半个月后病情平稳，做静息心肌灌注断层显像，结果显示：左心室下后壁、后侧壁及心尖心肌呈灌注缺损区，影像呈扩散形。平衡法门控心室显像示：左心室扩大，整体EF 32.7%，PFR 1.15EDV/S，均明显降低；心尖、下后壁、后侧壁室壁运动减低或无运动，近心尖处反向运动。时相图相应部位时相延迟，局部振幅明显下降，时相直方图的心室峰与心房峰之间出现异常的峰，相角程为135°。

问题

1. 最可能的诊断是什么？
2. 其影像特点是什么？
3. 诊断要点与鉴别诊断是什么？

参考答案和提示

1. 诊断

(1) 首先考虑：

1) 左心室室壁瘤。

2) 陈旧性心肌梗死。

3) 急性心肌梗死。

4) 左心室假性室壁瘤。

(2) 其次考虑：

1) 先天性异常。

2) 心内膜炎。

3) 心肌脓肿。

2. 影像特点　心肌灌注显像：室壁瘤好发于心尖部，在短轴断层图像上近心尖部的室腔内径大于基底部，室壁瘤部位不显影，影像呈扩散形。

平衡法门控心室显像：心动电影显示局部呈反向运动，时相图心室局部出现不同的颜色，局部振幅明显下降，时相明显后延，时相直方图的心室峰与心房峰之间出现异常的室壁瘤峰。

3. 诊断要点与鉴别诊断　反向运动的出现，是由于局部心肌的收缩能力丧失或纤维化的瘢痕组织受到心室收缩时的向外张力，而在收缩期向心腔外膨出。最常见于左心室室壁瘤，80% 以上的左心室室壁瘤发生在心脏前外侧近心尖处，常与左前降支冠状动脉的完全阻塞及侧支血供差有关，是急性与陈旧性心肌梗死常见的并发症。假性室壁瘤好发于后壁和侧壁，心室与室壁瘤之间的交通道呈瓶颈状。

第三节　评价存活心肌

案例 3-5

患者，男，41 岁，发生急性心肌梗死后 1 个月，拟行 CABG 术，术前行 ^{99m}Tc-MIBI 心肌断层显像示侧壁、下壁放射性分布明显稀疏；^{18}F-FDG 心肌 PET 代谢显像示侧壁、下壁摄取放射性明显增加，提示心肌存活；CABG 术后心肌灌注显像示侧壁、下壁放射性分布正常。

问题

1. 最可能的诊断是什么？

2. 其影像特点是什么？

3. 诊断要点与鉴别诊断是什么？

参考答案和提示

1. 诊断

(1) 首先考虑:心肌缺血。

1) 冬眠心肌。

2) 顿抑心肌。

(2) 较少考虑:川崎病。

2. 影像特点

(1) 静息^{99m}Tc-MIBI 影像出现放射性缺损者,24h 后舌下含服或静脉滴注硝酸甘油后,静脉注射^{99m}Tc-MIBI 再次行心肌显像,原减低缺损区出现填充,则表明心肌存活。

(2) 心肌血流-代谢不匹配:心肌灌注显像示放射性分布减低或缺损区,^{18}F-FDG 心肌代谢显像空腹状态下正常心肌组织影像淡或不显影,而病变心肌摄取 FDG 明显增加。糖负荷状态下亦可见病灶部位摄取 FDG,本法用于心肌缺血和判断存活心肌。

3. 诊断要点与鉴别诊断 冠状动脉成形术前评价缺血心肌是否存有活力,是决定治疗措施及直接影响术后疗效的重要依据。研究表明,^{99m}Tc-MIBI 与心肌细胞膜结构的完整性、线粒体的功能及能量代谢等密切相关。所以^{99m}Tc-MIBI 也可以用于心肌活力的研究。但研究认为,静息^{99m}Tc-MIBI 可低估 30% 的活性心肌节段,而硝酸甘油介入后可有效提高缺血心肌中^{99m}Tc-MIBI 的分布。^{18}F-FDG 心肌代谢显像通过存活心肌可摄取^{18}F-FDG,而死亡心肌细胞则不能摄取^{18}F-FDG 来区别梗死区心肌细胞存活与否,是判断存活心肌的"金标准"。

第四节 冠状动脉血运重建术的疗效评价

案例 3-6

患者,男,58 岁。发作性心前区痛 10 日,平均每日发作 1~2 次,疼痛呈缩窄样,与劳累有关,每次持续数分钟至 15 分钟不等,含服硝酸甘油或休息后症状缓解。既往有冠心病史。ECG:运动试验阳性;^{201}T1 双嘧达莫负荷相心肌断层显像示左心室心尖部呈放射性缺损,室间隔放射性明显减低,下壁近心尖部放射性轻度减低;3h 后延迟相心尖部有少量放射性填充,室间隔及下壁明显填充。临床诊断:冠心病,心绞痛。冠状动脉造影示 LAD 75% 狭窄,随后行 PTCA/支架术。术后 2 周行双嘧达莫负荷心肌断层显像示心尖部放射性与 PTCA/支架术前比较明显增多,室间隔及下壁放射性分布基本正常,延迟相示心尖部明显填充。术后 6 个月行运动负荷和静息心肌断层显像均示左心室各壁放射性分布正常。

问题

1. 最有可能的诊断是什么?

2. 其影像特点是什么?

3. 核素显像在血运重建术中的临床价值是什么？

参考答案和提示

1. 诊断

（1）术前诊断有无心肌缺血；缺血部位心肌损害程度和范围；局部心肌细胞的活力和冠状动脉供血区的血流灌注。

（2）术后判断有无心肌灌注的改善；改善的程度以及有无新的缺血病变和有无再狭窄。

2. 影像特点　PTCA/支架术后负荷心肌断层显像示心肌局部缺血部位摄取放射性明显增加或恢复正常。

3. 核素显像在血运重建术中的临床价值　核素心肌灌注显像以及核素心室显像具有功能性的诊断特点，以及无创伤性和易重复性在血运重建术方面的应用价值在临床实践中已得到证实。在术前可为临床医师提供患者心肌血流灌注情况以及左、右心室功能，通过对患者心功能、心肌缺血程度和范围的判断以及心肌存活性的估测，区分低危和高危患者，为患者手术适应证的选择以及预测疗效、判断提供重要信息，通过比较血运重建术前后心肌灌注以及心室功能的变化情况，判断疗效，对血运重建术后有症状的患者进行鉴别诊断，判断有无血管闭塞或再狭窄，以及有无新的冠状动脉病变发生。

第五节　扩张型心肌病

病例 3-7

患者，男。57 岁。活动后心悸，眼前发黑 2 年，发作性胸闷、气短、呼吸困难、不能平卧 20 余天入院，口唇、手指发绀，二尖瓣 Ⅱ 级收缩期杂音；ECG 示 Ⅱ° 房室传导阻滞，频发多元室早、连发，UCG 示左房左室扩张；静息门控心肌断层显像示左心室显著扩张，室壁相对变薄，心肌内放射性呈斑块状稀疏，但未见节段性缺损区。核素心室显像示左心室腔明显扩大，室壁运动普遍明显低下，LVEF 19%，PFR = 1.21EDV/S。心肌灌注显像示静息状态下左心室腔明显扩大，心室壁普遍明显变薄，心肌内放射性分布不均匀，呈"花斑"样改变。核素心室显像示左心室腔明显扩大，左心室整体功能受损，室壁运动减弱。

问题

1. 最可能的诊断是什么？

2. 诊断要点与鉴别诊断是什么？

参考答案和提示

1. 诊断

（1）首先考虑：

1）扩张型心肌病。

2) 心力衰竭。

（2）其次考虑：

1) 药物作用（洋地黄、多柔比星等）。

2) 放疗后心肌损害。

2. 诊断要点与鉴别诊断 扩张型心肌病患者心肌病理特点是变性、纤维化的心肌细胞和正常的心肌纤维相互混杂在一起,因此单位体积心肌组织摄取的放射性量降低,门控心肌显像表现:左心室腔明显扩大,室壁运动普遍减低且缺乏协调性,EF值和PFR显著下降,相位图表现为广泛而散在的不均匀分布,整体放射性摄取降低,同时呈花斑样改变。

复 习 题

一、单项选择题

1. 门控心血池动态显像最有价值的心功能参数是哪一组（　　）

　　A. EF 值　　　　　　　　　　　　B. SV

　　C. PFR+EF 值　　　　　　　　　D. PFR

　　E. EF 值+TPFR

2. 门控心血池运动负荷试验诊断冠心病心肌缺血的指标是（　　）

　　A. 运动后 EF 值不上长反而下降,PFR 上升局部室壁运动不变

　　B. 运动后 EF 值不上升或反而下降,PFR 上升但达不到正常上升水平,局部室壁运动减弱

　　C. 运动后 EF 值上升,PFR 上升室壁运动增强

　　D. 运动后 EF 值不上升,室壁运动减弱,PFR 下降

　　E. 运动后 EF 值下降,PFR 上升达不到政党水平,室壁运动同运动前

3. 室壁瘤患者室壁运动的特点是（　　）

　　A. 弥漫性运动低下　　　　　　　B. 局部运动增强

　　C. 局部反向运动　　　　　　　　D. 局部运动减弱

　　E. 室壁运动增强

4. 用于判定心肌是否存活最可靠的无创性心脏检查方法是（　　）

　　A. 超声心动图　　　　　　　　　B. X 线 CT

　　C. PET 心肌显像　　　　　　　　D. MRI

　　E. 数字减影血管造影

5. 常用作心肌葡萄糖代谢显像的显像剂是（　　）

　　A. ^{11}C-软脂酸　　　　　　　　　B. ^{15}O-H_2O

　　C. ^{18}F-FDG　　　　　　　　　　D. ^{86}Rb

　　E. ^{11}C-棕榈酸

6. 能清晰地显示左心室心尖、侧壁和间壁的心肌灌注断层影像是哪种层面(　　)

    A. 短轴断层影像　　　　　　　　　B. 水平长轴断层影像

    C. 矢状面断层影像　　　　　　　　D. 冠状面断层影像

    E. 垂直长轴断层影像

7. 心血池动态显像时相分析不包括(　　)

    A. 时相图　　　　　　　　　　　　B. 时相直方图

    C. 振幅图　　　　　　　　　　　　D. 时相电影

    E. 感兴趣区分析

8. 存活心肌(冬眠心肌)指的是(　　)

    A. 正常心肌

    B. 运动试验引起缺血的心肌

    C. 药物负荷试验引起缺血的心肌

    D. 静息时就有缺血且细胞功能受损,但细胞膜完整仍保持代谢功能的心肌

    E. 静处时就有缺血且细胞功能受损,细胞膜虽完整但代谢功能已消失的心肌

9. 运动负荷心肌灌注显像不适用于(　　)

    A. 心肌缺血和诊断　　　　　　　　B. 心肌梗死伴缺血的诊断

    C. 鉴别急性和陈旧性心肌梗死　　　D. 心肌梗死的诊断

    E. 判断冠心病患者的预后

二、A₂选择题

    A. 不可逆性心肌放射性缺损　　　　B. 可逆性心肌放射性缺损

    C. 部分可逆,部分不可逆放射性缺损　D. "补丁"型放射性分布异常

    E. 心肌放射性分布正常

1. 心肌梗死(　　)

2. 心肌缺血(　　)

3. 心肌病变(　　)

    A. 心影明显扩大,EF 值、PFR 低于正常,室壁运动减弱,时相振幅图出现"补丁"样改变

    B. 运动后 EF 值正常、PFR 正常、相角程增大

    C. 运动后 EF 值下降、室壁运动减弱、PFR 上升但达不到正常上升水平

    D. 振幅正常,时相延迟相角程增宽,EF 值 PFR 均正常

    E. 心室壁局部出现反向运动,时相延迟,相角程增宽,EF 值低于正常

4. 室壁瘤形成(　　)

5. 心肌缺血(　　)

6. 扩张型心肌病(　　)

三、填空题

1. 心肌缺血时,缺血区血流灌注影像呈现_____,^{18}F-FDG 心肌代谢像呈现_____,

    即呈_____现象。

2. 心肌灌注断层显像是沿着_____方向重建以下三个方向的断层影像:_____、_____、_____。

3. ^{201}TlCl静脉注入后能被心肌细胞摄取,其摄取量与_____呈正相关,因此这种显像称为_____。

4. 判断梗死区是否有存活心肌,可用_____显像,_____显像,_____显像和_____显像。

5. 在运动负荷心肌灌注影像上,心肌缺血呈现_____,心肌梗死呈现_____,心肌梗死伴缺血呈现_____。

6. 局部心室壁运动类型:_____、_____、_____、_____。

7. 目前最常用的心肌显像剂是_____和_____。

四、简答题

1. 何为血流-代谢"匹配"?

2. 何为血流-代谢"不匹配"?

3. 简述可逆性灌注缺损。

4. 简述反向运动。

五、论述题

1. 诊断冠心病心肌缺血为何行负荷和静息两次心肌灌注显像?

2. 简述^{201}Tl心肌灌注显像和^{99m}Tc-MIBI心肌灌注显像的异同点。

复习题参考答案

一、单项选择题

1. C　2. B　3. C　4. C　5. C　6. A　7. E　8. D　9. C

二、A$_2$选择题

1. A　2. B　3. D　4. E　5. C　6. A

三、填空题

1. 放射性减低　放射性正常或相对增加　灌注代谢不匹配

2. 心脏的长短轴方向　短轴断层影像　水平长轴断层影像　垂直长轴断层影像

3. 该部位冠状动脉灌注血流量　心肌灌注显像

4. 心肌代谢　^{201}Tl 24h延迟　^{201}Tl再注射　硝酸脂类—^{99m}Tc-MIBI心肌

5. 可逆性缺损　不可逆性缺损　混合型缺损

6. 运动正常　运动减低　无运动　反向运动

7. ^{201}Tl　^{99m}Tc-MIBI

四、简答题

1. 答题要点:在血流灌注减低的心肌病变区内^{18}F-FDG摄取也减低,提示匹配区域内的心肌为不可逆损害,是心肌坏死的标志。

2. 答题要点:在血流灌注减低的心肌病变区内^{18}F-FDG 摄取正常甚至增加,提示匹配区域内的心肌为可逆损害,是心肌存活的标志。

3. 答题要点:在核素心肌灌注显像时,负荷显像呈放射性稀疏缺损,再分布显像或静息显像原稀疏缺损区出现部分和完全放射性填充,成为可逆性缺损,是心肌缺血的典型表现。

4. 答题要点:在心脏收缩时,病变部位的心肌壁不仅不收缩,反而向外膨出,即病变部位的收缩末期影像比舒张末期大,是心室室壁瘤特征性改变。

五、论述题

1. 答题要点:当冠状动脉病变较轻时,由于冠状动脉的储备能力及侧支循环形成,在静息状态下尚能代偿冠脉病变给心肌灌注血流量带来的影响,故静息状态下的心肌灌注显像往往是正常结果,从而掩盖了心肌缺血。当进行运动和药物介入负荷试验时,由于病变冠脉不能有效地扩张,使病变血管供血区的心肌血流灌注量降低,故负荷心肌灌注显像呈放射性减低或缺损改变,两次心肌灌注显像结果相比较有放射性填充,从而诊断为心肌缺血。

2. 答题要点:

相同点:心肌灌注显像原理相同,即心肌每个部位摄取显像剂的量均与该部位心肌血流量成正比,而且两者的临床意义亦相同。

不同点:

(1) ^{201}Tl 具有再分布特点,故显像时只需注射一次显像剂便可完成负荷和再分布两次显像,而^{99m}Tc-MIBI 因无再分布特性,所以负荷显像和静息显像要分别注射显像剂。

(2) 由于^{99m}Tc-MIBI 从肝胆排泄,故注射^{99m}Tc-MIBI 30min 后,应进食脂肪餐。

(3) ^{201}Tl 的半衰期长(73h),且肾脏所受辐射剂量大。从而限制了^{201}Tl 放射性活度;而^{99m}Tc-MIBI 半衰期短(6h),对人体辐射剂量低,从而需要给予较大剂量的放射性药物以提高图像的清晰度和分辨率。

(茹仙古丽)

第四章 呼吸系统

第一节 肺 栓 塞

案例 4-1

患者,男,58 岁,因活动后气喘、气短、咳嗽、咳痰、发热并伴右下肢肿胀、疼痛 1 个月入院。于 2000 年诊断"右下肢静脉曲张、血栓性静脉炎"行手术剥离大隐静脉。2007 年 3 月初无明显诱因出现上楼梯时感气喘伴胸骨后轻度烧灼样刺痛,经休息 2~3min 后可缓解,同时下肢出现肿痛,体温升高达 38℃。血管超声提示:右腘静脉血栓形成;查胸片、胸部 CT 未见明显异常,考虑"下肢深静脉血栓并肺栓塞"。查右下肢膝关节以下轻度肿胀,部分皮肤色较深,触之皮温较左侧略高,轻度压痛;左下肢无水肿,触、痛觉正常。

问题

1. 核医学诊断意见是什么?

2. 诊断分析怎样?

参考答案和提示

1. 核医学诊断意见

(1) 右下肢深静脉中下段(相当于腘静脉以下)完全闭塞,侧支循环建立;左下肢胫静脉远段血栓形成。

(2) 右肺前基底段、外段及背段局限性放射性稀疏缺损,考虑局限性肺栓塞。

2. 诊断分析 患者出现右下肢肿胀疼痛,皮温高等症状,应考虑到血栓性静脉炎的可能性,加上患者曾经行右下肢大隐静脉曲张并血栓性静脉炎剥离术,更应考虑到深静脉血栓形成,患者的呼吸系统症状如活动后气喘、气短、咳嗽、咳痰等,应考虑到下肢深静脉血栓的后果——肺栓塞的可能性,患者有发热症状,说明还合并感染,最可能的是肺部感染(也是肺栓塞的并发症)。

血管超声结果印证了下肢深静脉血栓形成,但血栓形成后是否存在肺栓塞,摄胸片、胸部 CT 均未发现异常,这反映了胸片和 CT 在诊断肺栓塞上的局限性,因而造成漏诊。本病例的下肢静脉血流灌注图像提示:左下肢深静脉影连续,回流通畅,但远端放射性中断,可见侧支循环形成,说明左胫深静脉远端也有血栓形成;右下肢深静脉的影像应该和左下肢大致对称。但是,该患者的右下肢深静脉和左下肢在腘窝以下部位完全不对称,表现为在腘窝处放射性分布突然中断,腘窝以下深静脉不显影,代之而来的是数条放射性较淡的静脉回流影,这正是腘静脉以下深静脉闭塞后侧支循环形成的结果。5min 后肺静态显像提示:在前位、后位、右前斜位、右后斜位、右侧位、左后斜位可见右肺中叶前基底段、外段及背段局限性放射性稀疏缺损,说明上述病灶亚肺段血流灌注降低或缺失。

综合上述分析,患者右肺亚肺段的栓塞,其栓子来源于下肢深静脉,目前患者下肢静脉闭塞症状主要表现为右下肢,那是因为右下肢深静脉完全闭塞,侧支循环虽然形成,但功能代偿不完全,故患者右下肢水肿;现右下肢深静脉已完全闭塞,因而脱落造成肺部主支血管的急性栓塞的可能性较小,对患者造成猝死的威胁也较小。但是,左侧下肢静脉血栓形成会随时脱落造成肺部新的栓塞,所以,对左下肢血栓应引起足够重视。治疗上应采取静脉放置滤器网等综合治疗措施。

案例 4-2

患者,男,54 岁,因右下肢水肿 1 个月、突然出现胸闷、头晕、气短、喘息、昏迷 2 小时入院。患者曾于 2006 年 5 月不明原因出现右下肢水肿,行走时加重,伴有明显疼痛,无发热,无间歇性跛行。水肿逐渐加重,遂到当地医院行双下肢深静脉 B 超检查,诊断为右下肢深静脉血栓,建议住院治疗,但患者拒绝治疗。于 2006 年 6 月在家里散步时突然出现胸闷、头晕、气短、喘息,患者随即倒地,意识丧失,家人急忙送往医院急救,经气管切开、呼吸机辅助呼吸等综合治疗后,病情好转。查胸片、胸部 CT 未见明显异常。体检:神志不清,左下肢较右下肢明显增粗,肿胀明显,无温差,无红肿压痛,无苍白、青紫、水疱,未见浅表静脉曲张,双下肢活动好。

问题

1. 核医学诊断意见是什么?

2. 诊断分析怎样?

参考答案和提示

1. 核医学诊断意见

(1) 右下肢深静脉完全闭塞,无侧支循环建立;左下肢胫静脉远段血栓形成。

(2) 左肺部分栓塞,以上、下舌段、背段为著。

2. 诊断分析 深静脉血栓形成是一种严重的疾病,极易并发肺栓塞而引起死亡,有的患者表现为慢性静脉高压而使肢体坏死残废,病变好发于下肢深静脉。下肢深静脉血栓形成向近心端扩展,可累及下腔静脉,引起下腔静脉阻塞综合征,导致双下肢静脉回流障碍,如果血栓脱落,可引起肺栓塞。

深静脉血栓的临床表现各异,视病变静脉部位、阻塞程度和侧支循环是否形成而定。轻者可无症状,重者可使病变肢体肿胀和疼痛,甚至因为急性大面积肺栓塞引起猝死。但是,深静脉血栓的症状往往以肺栓塞为首发表现。

本例患者核医学诊断为右下肢深静脉血栓的诊断依据为:

(1) 右下肢水肿疼痛,有急性肺栓塞症状,如突然出现的胸闷、头晕、气短、喘息和意识丧失。

(2) 右下肢较对侧明显增粗。

(3) B 超提示右下肢深静脉血栓形成。

(4) 核医学示右下肢深静脉未见显影,左肺放射性普遍稀疏,以上、下舌段、背段为著。

核医学诊断肺栓塞是目前最敏感的检查方法,在肺栓塞早期,肺部血管栓塞会造成该血管支配的肺组织血流中断或减少,这时尚未引起肺组织坏死,X线、CT胸部检查常为阴性,而核医学肺灌注显像就有明显的异常,表现为局部血流灌注受损。本例是深静脉血栓引起的急性肺栓塞,左肺整个受累,表现为放射性分布稀疏,可能是由于左肺主支血管不全栓塞的结果,也有可能是主支血管闭塞,侧支循环代偿的结果。患者由于突如其来的左肺功能丧失表现为症状很重。肺栓塞进行肺通气显像表现为灌注正常区无放射性滞留,表示通气功能正常,而栓塞的肺组织放射性滞留,即所谓灌注-通气不匹配显像。

案例 4-3

患者,男,76岁。股骨颈骨折术后10日,突觉双下肢肿胀、疼痛,表面皮肤发热,下肢抬起困难。体检双下肢肿胀,足背按之凹陷,局部皮肤发热,双肺呼吸音清。X线胸片示双肺正常。核医学双下肢深静脉显像可见双下肢深静脉不显影,并可见有多个放射性浓聚点。诊断为双下肢深静脉血栓形成。肺灌注显像无明显的放射性分布稀疏缺损。

问题

1. 双下肢深静脉显像的原理是什么?
2. 双下肢深静脉显像对下肢深静脉血栓的诊断价值是什么?

参考答案和提示

1. 患者取仰卧位,γ相机探头对准双小腿,于双踝关节上方紧扎止血带以阻断浅静脉的回流,由双足背静脉同时等速注入等量显像剂,通过上行做双侧深静脉动态显像(一般至心腔下部为止)然后松开止血带,再同时等速注入等量的显像剂做下肢浅静脉动态显像,可以显示显像剂从腓静脉→腘静脉→股静脉→髂静脉→下腔静脉回流的全过程影像。

显像剂每侧^{99m}Tc-RBC 111~185MBq(3~5mCi)。当疑有肺栓塞时则采用^{99m}Tc-大颗粒聚合人血清白蛋白(^{99m}Tc-macroaggregated albumin;^{99m}Tc-MAA),它不仅可以显示静脉影像,还可黏附在静脉血栓上而使之显影,同时也可进行肺灌注显像。

2. 血栓性静脉炎典型的表现　深静脉炎或血栓时患侧深静脉影像纤细或中断,远端影像正常或粗浓,显像剂上行较健侧延缓,可以出现浅静脉和病变远端的侧支循环静脉影像,应用^{99m}Tc-MAA为显像剂者,肢体运动后显像可见沿患侧深静脉残存"热点"。与X线静脉造影比较,本法的准确性为85%左右。约有5%的正常腓静脉可以有运动后残存"热点",应注意避免误认为血栓形成。本法也可用于疗效观察。

第二节　核医学肺灌注显像和肺通气显像
与其他影像学的比较

(一) 肺灌注显像和肺通气显像

核医学肺灌注显像和肺通气显像对诊断肺栓塞和阻塞性肺疾病是目前最敏感的检

查方法。这种方法能早期反映肺部的血液灌注和气道通畅情况,理论上只要肺栓塞或阻塞性肺疾病一发生,就可发现疾病。而且同其他检查相比,该方法安全、没有创伤、检查费用低、早期诊断,准确率可达 90%~95%。当然,解剖定位上的缺陷仍然是肺灌注-通气显像的缺点。

(二) 超声心动图

超声心动图包括常规经胸超声和经食管超声等,近年来在肺栓塞诊断中的作用渐受重视,经胸超声能显示肺动脉主干及其分支栓塞,间接征象有右心室扩大、室壁运动异常、三尖瓣反流、肺动脉高压等;超声检查对确诊下肢深静脉血栓和侧支循环是否建立有着重要的意义。

(三) X 线片

该方法对诊断肺栓塞和肺部阻塞性疾病有着重要的临床意义,配合肺灌注、肺通气显像,更能说明问题。但是,X 线片是依靠脏器密度不同来成像的,在肺栓塞早期,X 线检查往往表现为阴性。

(四) 螺旋 CT

螺旋 CT 是一种新型肺栓塞诊断手段,精确的解剖定位是 CT 检查的明显优势。肺栓塞的直接征象为半月形、环形充盈缺损、完全梗阻及轨道征,间接征象为主动脉、左、右肺动脉扩张等,据报道对肺动脉段及段以上水平的肺栓塞诊断阳性率 96%,但对段以下水平的肺栓塞诊断易出现假阳性,在发病早期易出现假阴性。

(五) 肺动脉造影检查

这是目前诊断肺栓塞的金标准,若辅以局部放大及斜位照片,甚至可显示直径为 0.5mm 血管内的栓子。在栓塞发生 72h 内,肺动脉造影诊断肺栓塞有极高的敏感性和特异性,一般不易发生漏诊。但由于本法费用昂贵,且属有创,有一定危险性,故应慎重选择对象。目前主要用于临床上高度怀疑肺栓塞,而无创性检查又不能确诊者。

复 习 题

一、名词解释

1. 肺灌注显像
2. 肺通气功能显像

二、单项选择题

1. 肺灌注扫描的稀疏缺损区是下述何种疾病的特征( )

    A. 肺栓塞   B. 肺不张

    C. 支气管哮喘   D. 原发性肺癌

2. 肺肿瘤阳性显像的禁忌证(　　　)

    A. 肺癌疗效的评价   B. 肺部肿瘤良恶性的诊断

    C. 肺癌复发的监测   D. 无明确的禁忌证

3. 肺灌注显像的原理是以下哪一种机制(　　　)

    A. 细胞选择性摄取   B. 特异性结合

    C. 微血管栓塞   D. 化学吸附作用

4. 若在肺灌注显像图上出现放射性减低和(或)缺损区,有肺通气显像图上亦见相应部位有放射性减低或缺损区(即两种肺显像大致"匹配")多提示为(　　　)

    A. 原发性肺动脉高压   B. 肺静脉栓塞

    C. 肺动脉栓塞   D. 肺实质性病变(如 COPD)

5. 若在肺灌注显像图上出现放射性减低和(或)缺损区,有肺通气显像图上未见相应部位有放射性减低或缺损区(即两种肺显像"不匹配")多提示为(　　　)

    A. 肺动脉栓塞   B. 肺静脉栓塞

    C. 肺实质性病变(如 COPD)   D. 原发性肺动脉高压

6. 肺灌注显像时不正确的方法是(　　　)

    A. 吸氧,最好吸至静脉注射显像剂完毕   B. 常规采取直立体位注射

    C. 注射时要尽量避免回血   D. 显像剂含蛋白颗粒 20 万~70 万个

7. 以下哪项不是肺灌注显像的适应证(　　　)

    A. 肺动脉床极度受损者   B. 肺动脉栓塞的早期诊断

    C. 移植肺的监测   D. 原因不明的肺动脉高压

8. 肺动脉显像的禁忌证为(　　　)

    A. 慢性阻塞性肺疾病合并肺动脉高压

    B. 了解肺部肿瘤病变对肺血流的影响

    C. 严重肺动脉高压及肺血管床极度受损者

    D. 肺结核引起肺血管受损

9. 肺通气/灌注显像诊断肺栓塞的临床意义在于(　　　)

    A. 肺灌注显像阴性可除外肺动脉栓塞的可能

    B. 两者均为"阳性"匹配可诊断为肺栓塞

    C. 两者均为"阴性"匹配可诊断为 COPD

    D. 肺通气显像阴性可以除外肺栓塞的可能

10. 肺动脉栓塞的典型核医学影像表现是(　　　)

    A. 灌注影像表现为多发肺段性放射性减低或缺损,而肺通气影像正常

    B. 灌注影像表现为正常,而肺通气影像表现为多发肺段性放射性减低或缺损

    C. 肺灌注影像及肺通气影像均表现为多发肺段性放射性减低或缺损

    D. 肺灌注影像表现为多发肺段性放射性减低或缺损,而肺通气影像表现为放射性增高

11. 关于肺灌注显像表述正确的是(　　　)

    A. 一次显像不能大剂量的使用

    B. 肺栓塞是它的适应证

C. 注射时要回抽血液,保证药物静脉注射成功

D. 滞留在肺脏中的显像剂被吞噬细胞清除

三、简答题

1. 简述肺灌注显像及肺通气显像的适应证及禁忌证。

2. 简述肺阳性显像的临床应用。

3. 肺栓塞核素检查有哪些?

4. 肺灌注及通气显像诊断肺栓塞的优势在哪些方面?

四、论述题

1. 肺栓塞核素显像结果如何分析?

2. 肺栓塞核素检查前应如何准备和注意事项?

复习题参考答案

一、名词解释

1. **肺灌注显像** 静脉注射直径为 $10\sim60\mu m$ ($^{99m}Tc\text{-MAA}$)放射性颗粒后,颗粒随血流进入右心系统并与肺动脉血流混合均匀,一过性并随机的嵌顿在部分肺毛细血管内。由于局部嵌顿的颗粒数与该处的血流灌注量呈正比,因此用 γ 相机或 SPECT 可以获得肺毛细血管床的平面或断层影像,影像的放射性分布反映各部位血流灌注情况,从而判断肺血流受损情况。

2. **肺通气显像** 将放射性胶体溶液 ($^{99m}Tc\text{-DTPA}$)雾化后,让患者吸入肺内,平衡后用ECT显像。吸入 $^{99m}Tc\text{-DTPA}$ 气溶胶雾粒,雾粒由气道进入肺泡然后又逐渐清除,可显示气道的通畅情况,常用于阻塞性肺疾病的诊断。

二、单项选择题

1. A 2. D 3. C 4. D 5. A 6. D 7. A 8. C 9. A 10. A 11. C

三、简答题

1. 肺灌注显像及肺通气显像的适应证及禁忌证。

(答案略)。

2. 肺阳性显像的临床应用。

答题要点:肺部良、恶性肿瘤的鉴别诊断;胸水和肺不张的患者;确定肿瘤扩散的范围及放疗的照射野;放疗、化疗的效果评价及对肺肿瘤复发的监测。

3. 肺栓塞核素检查有哪些?

答题要点:依据原理和目的不同,可分为:肺灌注显像、肺通气显像。

4. 肺灌注及通气显像诊断肺栓塞的优势在哪?

答题要点:对疑有肺动脉血栓栓塞症有其特有的便捷和准确率,通过肺灌注和肺通气显像可快速、准确地诊断这一临床常见的急症。对慢性阻塞性肺部疾患等肺器质性病变的诊断也有重要的辅助作用。

四、论述题

1. 肺栓塞核素显像结果如何分析?

   答题要点:(1) 肺栓塞:

   1) 高度可能:肺灌注有两个或一个肺段和两个或大于两个亚段缺损。肺通气显像正常,胸片正常。肺灌注缺损区大于肺内病灶。

   2) 中度可能:肺灌注有一个或两个、三个亚段缺损,相应部位通气正常。肺灌注缺损相当于肺部病灶。

   3) 低度可能:局部肺通气与肺灌注缺损匹配,不呈肺段分布。肺灌注缺损区小于肺内病灶。

   (2) 闭塞性肺部疾病,有气道狭窄的闭塞障碍,分三种:

   1) Ⅰ型:肺内放射性分布不均匀,见不到热点形成,常见于严重吸烟者。

   2) Ⅱ型:Ⅰ型与Ⅱ型之间,比Ⅲ型肺沉着好,有热点形成。

   3) Ⅲ型:从支气管肺段末梢伸展部形成热点状放射性分布,成中央型集积。常见于重症或中度的肺气肿、支气管哮喘发作期。

   (3) 肺癌:气道狭窄部位见到气溶胶过度沉着,肺叶的放射性分布稀疏或缺损。

2. 肺栓塞核素检查前应如何准备和注意事项?

   答题要点:

   (1) 肺灌注:检查前先吸氧,避免肺痉挛影响结果;注射显像剂^{99m}Tc-MAA应缓慢(3~4min),并密切观察患者的反应;注射时不要抽回血,以免因血凝原因导致示踪剂分布改变。患有左至右心内分流患者或右至左分流的患者、过敏性体质患者、肺动脉瘘患者、严重肺动脉高压患者或其他严重血管受损者慎用、严重呼吸功能不全者慎用。

   (2) 肺通气:吸入放射性气溶胶^{99m}Tc-DTPA前,应仔细检查通气管道,防止泄露、污染;吸入前应嘱患者熟悉用面罩或吸管呼吸,获得患者的配合;严重呼吸功能不全者慎用。

(张子泰)

第五章 骨骼系统

第一节 骨 转 移 瘤

案例 5-1

患者,女,53 岁。"乳腺癌术后 3 年,全身疼痛 2 个月"为主诉,诊断为"乳腺癌"。X线:胸骨、肋骨、肩胛骨出现病理性破坏。全身骨骼显像:可见颅骨、双肩关节、脊柱、肋骨、骨盆等多发性代谢灶。诊断:乳腺癌术后多发骨转移。

问题

放射性核素显像对骨转移癌诊断有何价值?

参考答案和提示

放射性核素骨显像是诊断骨转移的一个重要工具,它不仅可以早期探查到骨的转移灶,通常可以比 X 线提前 3~6 个月甚至更长时间发现骨转移,而且还能确定肿瘤患者的分期,以及监测化疗和放疗的反应和评价治疗效果。

临床思维:骨转移瘤

【临床表现】

骨是转移瘤的好发部位,骨转移瘤比原发性恶性肿瘤多得多,最容易发生骨转移的原发肿瘤有乳腺癌、肺癌、前列腺癌、甲状腺癌、直肠癌等。骨转移的骨显像多呈不规则性局限性,非对称性骨髓腔内多个放射性浓聚区。乳腺癌是女性最常见的恶性肿瘤之一,乳腺癌骨转移患者骨显像以多发的放射性浓聚灶为最常见,它的分布是非对称性、无规律的,可遍及全身骨骼,以中轴骨为多发部位,如果胸骨病变不靠近胸骨柄关节,不规则、非对称、偏心,则高度提示骨转移。

案例 5-2

患者,男,56 岁,前列腺癌术后 2 个月,左下肢、左髋部疼痛 1 周,行走困难。骨盆 X线:未见明显异常。全身骨显像示,腰 5 椎体、左髂嵴不规则片状放射性浓聚灶。诊断:前列腺癌术后多发骨转移。

问题

对前列腺癌患者行全身骨显像有何临床意义?

参考答案和提示

前列腺癌在欧美发病率极高,在我国发病率较少见。前列腺癌可经局部、淋巴和血行转移,血行转移部位中以脊柱最为多见。

1. 对前列腺癌患者进行早期和定期骨显像极有意义,有文献报道:Ⅰ期前列腺癌患者骨转移率约5%,Ⅱ期则增至10%,Ⅲ期增至20%。前列腺癌患者骨转移骨显像征象以多发显像剂异常浓聚最多见,单一转移灶很少见。可见中轴骨、骨盆和股骨近端多发异常放射性浓聚灶。而肾脏显像剂分布很少,即呈"超级骨显像"改变。此外,还可见局部累及一侧骨盆,范围可从半侧骨盆的较小损伤到几乎累及整个半侧骨盆,此种类型也比较常见。

2. 骨显像也可用于前列腺癌患者的临床分期、随访和疗效的监测。

案例5-3

患者,女,40岁。乳腺癌术后2年,全身骨骼显像可见腰5椎体异常放射性浓聚灶。诊断:腰5椎体血运丰富,代谢旺盛灶。

问题

如何鉴别单个异常放射性浓聚灶的良恶性?

参考答案和提示

放射性核素骨显像具有很高的灵敏度。凡是引起骨骼局部血流量增加、骨代谢增强、成骨细胞活跃的病变,都能引起骨骼局部离子交换功能和吸附功能增强,从而使病变部位是放射性"热区"。

1. 主要的鉴别诊断 对单个异常浓聚的放射性病灶的诊断需要特别慎重,特别要着重注意与代谢性骨病、良性骨病变以及多发骨髓瘤等疾病相鉴别。

2. 进一步确定需要的检查项目 往往需要结合临床、化验资料、X线、CT、MRI等其他影像学检查,甚至骨穿刺资料来做出诊断。

3. 最实用的方法 加紧随访,3个月左右再次行骨显像,观察单个病灶有否变化,是否有新病灶出现,往往能做出正确诊断。

第二节 原发性骨肿瘤

案例5-4

患者,男,13岁。以"右腿疼痛3个月"为主诉入院,体征:右股骨下段轻度肿胀,有压痛。全身骨显像:右股骨下端团状放射性浓聚灶,余骨放射性未见异常。手术后病理切片示右股骨下端骨肉瘤。临床诊断:骨肉瘤。

问题

如何评价骨显像对原发肿瘤患者的诊断价值?

参考答案和提示

1. 放射性核素骨显像诊断原发性骨肿瘤的阳性率为70%~90%,可在X线或血清检查出现异常前显示肿瘤灶的存在。

2. 骨显像可为临床提供原发性肿瘤的位置,对判断肿瘤浸润范围意义较大,有助于手术前确定手术范围和合理选择放疗照射野及估计治疗效果,尤其是对X线平片判断较困难的部位,如骨盆、胸骨等处的肿瘤价值更大。

3. 对原发肿瘤疗效监测和随访十分有意义,但骨显像在原发性骨肿瘤的检查方法中并非首选方法。因为它不能对骨肿瘤进行定性诊断,也无法确定骨肿瘤向软组织的浸润,而 X 线、CT、MRI 则较容易做到。骨显像的价值主要在于能够早期发现侵犯部位,行全身检查可及时探查远处的转移病灶,而不是了解局部病灶的解剖改变。

临床思维:原发性骨肿瘤

【影像学特点】

该病例骨肉瘤多见于年轻患者。常见于骨骺生长活跃部位,如股骨下端、胫骨或腓骨上端。典型骨显像图:可见病变部位有明显的显像剂异常浓聚,放射性高度浓聚,病灶内显像剂分布不均匀,有时热区中可见"冷区"改变。骨显像除了对骨肉瘤原发病灶的探测外,主要用于探查有无远处骨转移。原发骨肿瘤骨动态显像,即骨三相显像:血流、血池相可见局部血供增加。延迟像:可见病变部位高度放射性浓聚,有时在热区病灶中可见大小不等的减低区,伴或不伴有软组织浓聚。

第三节 股骨头缺血性坏死

案例 5-5

患者,男,34 岁。股骨头缺血坏死,右股骨颈骨折术后 1 年余,右腿疼痛,行走不便,骨骼平面及断层显像示右股骨"炸面圈"征象,符合无菌性坏死改变。诊断:右股骨头无菌性坏死。

问题

骨显像在股骨头缺血性坏死中的临床价值如何?

参考答案和提示

1. 可以在疾病早期帮助确立治疗方案 骨显像可在 X 线检查呈现异常前数月内探查到股骨头缺血性坏死,骨显像表现为显像剂摄取减少或呈"冷区"改变。骨三相显像:可见血流相显示血流减少,血管再生修复过程开始后,成骨作用加强,在梗死区周边显像剂摄取增加,呈现典型的"炸面圈"样改变。

2. 可用于股骨头缺血性坏死的预后评估。

第四节 骨 创 伤

案例 5-6

患者,男,35 岁。主诉:右小腿疼痛 2 个月。体征:双下肢无阳性体征。右下肢 X 线:未见异常。骨三相显像:血流相显示血流增加,延迟像显示在右胫骨上 1/3 处出现卵圆形显像剂摄取增强区,其长轴与骨骼的长轴平行。诊断:右胫骨上 1/3 应力性骨折。

诊断依据：

1. 患者为军人，长期军事训练。

2. 有症状，X线未能发现异常。

3. 骨三相检查。

问题

骨显像对应力性骨折有何诊断价值？

参考答案和提示

1. 骨显像是应力性骨折的主要诊断方法，可比X线早数周发现病变。

2. 骨显像不仅能灵敏地探查应力性骨折，还可了解损伤的程度和转归，为治疗方案提供主要信息，尤其对运动员而言，意义更大。

第五节　骨感染性疾病

案例 5-7

患者，男，9岁。1周前右膝关节碰破，未予重视，近3天来寒战高热伴右腿疼痛不愿行走遂来医院就诊。化验：白细胞12×10^9/L。血培养示：金黄色葡萄球菌。X线：未发现阳性结果。核素骨显像：右股骨下端放射性异常浓聚。诊断：急性骨髓炎。

诊断依据：

1. 患者儿童，有外伤史。

2. 血象、血培养结果。

3. 核素骨显像。

问题

骨显像对骨髓炎患者有何临床意义？

参考答案和提示

骨显像是骨髓炎早期敏感的诊断方法。通常急性骨髓炎在发病12~48h病变部位可见显像剂的明显浓聚。而X线检查需待骨破坏和新骨形成才出现异常征象，此种改变需在发病后2周左右才出现。因此，骨显像可以对骨髓炎做出早期诊断，从而能在出现骨质破坏前进行及时治疗。

临床思维：骨髓炎

【影像学特点】

骨髓炎骨显像最常见的征象：病变部位出现局限性显像剂分布明显增加的"热区"，在某些骨髓炎患者骨显像可见到"冷区"改变。骨三相显像：能提高特异性，有助于骨髓炎的早期诊断和鉴别。

第六节 骨关节病变

案例 5-8

患者,女,65 岁。类风湿性关节炎,四肢关节肿痛十年余,加重 1 周。

化验:血沉快、血象高,用非甾体类抗炎药物治疗有效,疼痛好转。全身骨骼显像显示:双腕关节、双掌指关节、左膝关节、踝关节等浓聚。

诊断依据:

1. 类风湿病史多年。

2. 骨显像示多发关节弥漫性显像剂摄取增高。

问题

骨显像在关节疾病的诊断中有何临床价值?

参考答案和提示

骨显像在关节疾病诊断中的临床价值:

1. 骨显像对关节疾病的优势在于早期发现。

2. 骨显像可一次成像探查多个关节,并可显示病变范围和大小。

3. 随访观察治疗反应效果。

4. 骨显像有助于骨关节病的鉴别诊断。

第七节 代谢性骨病

案例 5-9

患者,女,32 岁,维吾尔族。以"全身疼痛 3 年,加重 4 个月"为主诉入院,患者自述 3 年前无明显诱因出现间断性腰背痛且逐渐加重,未行检查治疗,自在家服药(具体不详),症状未见好转。近 4 个月疼痛加重,难忍,活动受限,全身关节骨骼疼痛,无明显红肿,夜间加重。病程中无发热,有胸闷、心慌、气短,饮食睡眠差,二便正常,体重下降明显。体格检查:T 36.3℃,P 80 次/分,R 20 次/分,BP 120/90mmHg,全身皮肤黏膜无黄染,无出血,浅表淋巴结未触及。肺呼吸音清,未闻及干湿啰音。心率 80 次/分,律齐,各听诊区未闻及病理性杂音,肝脾未触及。脊柱生理性曲度不存在,各棘突压痛阳性,叩击痛阳性,呈驼背畸形,四肢肌力下降,双下肢萎缩。各关节不能伸直,压痛阳性,活动受限,生理反射存在,腱反射、膝反射亢进,病理反射未引出。B 超示:胆囊壁毛糙,提示胆囊多发结石。骨 SPECT 示:"超级骨显像",提示代谢性骨病。血 P 0.48mmol/L,血 Ca 2.73mmol/L,PKA 437U/L。

问题

1. 最有可能的诊断是什么?

2. 进一步需做哪些检查?

参考答案和提示

1. 最可能的诊断 甲状旁腺腺瘤。

2. 还需检查 ^{201}T1 或 ^{99m}Tc-MIBI(^{99m}Tc-甲氧基异丁基异腈)显像以及 PTH 检查。

临床思维:代谢性骨病

【临床表现】

骨代谢性疾病指一组以骨代谢异常为主要表现的疾病,利用核素示踪技术是最理想的辅助诊断方法,在代谢性骨病的核素显像中可见以下异常类型:

（1）中轴骨示踪剂摄取增高。

（2）长管状骨示踪剂摄取增高。

（3）关节周围示踪剂摄取增高。

（4）颅骨和下颌骨示踪剂摄取增高。

（5）肋软骨连接处放射性密度增高,呈"念珠状"。

（6）胸骨柄和胸骨体侧缘示踪剂摄取增高。

（7）肾影像变淡甚至消失。

【诊断】

^{201}T1 和^{99m}Tc-MIBI（^{99m}Tc-甲氧基异丁基异腈）可以被甲状旁腺细胞摄取,但同时也被正常甲状腺组织摄取。因此,这些放射性药物可用于甲状旁腺功能亢进的诊断和甲状旁腺腺瘤的诊断与定位。实验室检查应完善 PTH 的检查。

复 习 题

一、名词解释

超级骨显像

二、单项选择题

1. 目前最常用的骨显像剂是下列哪一个（　　）

　　A. ^{89}Sr 　　　　　　B. ^{99m}Tc-HEDP 　　　　C. ^{47}Ca 　　　　　　D. ^{99m}Tc-MDP

2. 核素骨显像较 X 线检查提前多长时间就能发现恶性肿瘤骨转移（　　）

　　A. 0.5~1 月 　　　B. 2 个月 　　　　　C. 3~6 个月 　　　D. 7~9 个月

3. 临床上对前列腺骨转移最灵敏的诊断检查是下列哪项（　　）

　　A. X-CT 检查 　　B. 碱性磷酸酶 　　　C. 核素全身骨显像 　　D. 酸性磷酸酶

4. 骨转移瘤最多来自（　　）

　　A. 胃癌 　　　　　B. 脑癌 　　　　　　C. 甲状腺乳头癌 　　D. 前列腺癌

5. 骨肉瘤常发生在长管状骨的部位（　　）

　　A. 骨骺 　　　　　B. 骺板 　　　　　　C. 干骺端 　　　　　D. 骨干

6. 临床上为判断有无早期股骨头缺血坏死,最好的显像方法（　　）

　　A. X 片检查 　　　　　　　　　　　　B. 超声检查

　　C. ECT 全身骨扫描 　　　　　　　　D. ECT 局部断层检查

7. 放射性核素全身骨骼闪烁显像,骨转移瘤常见的主要特征是（　　）

A. 孤立的骨异常放射性增高区随机　　　B. 随机多发性放射性缺损区

C. "炸面圈"样影像　　　　　　　　　　D. 随机多发形态不一的放射性增高病灶

8. 男性,15岁,右股骨下端剧痛,肿大两个月,夜间重,局部可见静脉怒张,X线示右股骨下端干骺端骨质虫蛀状破坏,密度增高,两侧可见日光放射状阴影,ECT 可见右股骨下端呈不规则团状放射性浓聚影。其诊断可能是(　　)

　　A. 巨细胞瘤　　　B. 骨髓炎　　　　C. 软骨瘤　　　　D. 骨肉瘤

9. 放射性核素骨显像最主要的缺点是(　　)

　　A. 有较高的假阳性　　B. 有较高的假阴性　　C. 灵敏度较低　　　D. 无特异性

三、填空题

骨三相包括＿＿＿＿＿＿、＿＿＿＿＿＿、＿＿＿＿＿＿。

四、简答题

1. 简述骨显像的临床价值(应用)。

2. 异常骨显像可分为哪几大类?

五、问答题

试述放射性核素骨骼显像的基本原理是什么?

复习题参考答案

一、名词解释

指肾影不明显,膀胱内放射性减少,全身骨骼影像对称性异常浓聚,软组织本底低,是弥漫性全身多发骨转移的一种表现,亦见于某些代谢性疾病。

二、单项选择题

1. D　2. C　3. C　4. D　5. C　6. D　7. D　8. D　9. D

三、填空题

血流相　　　　血池相　　　　延迟相

四、简答题

1. 答题要点:骨显像的临床价值是不仅能显示骨骼的形态学改变,而且能反映各个局部骨骼的血液供应改变之前,因而骨显像对探测骨骼病理改变的灵敏度非常高,在诊断各种骨疾患上较 X 线检查敏感,被广泛用于骨的良恶性疾病和非肿瘤性骨疾患的早期诊断和疗效观察。此外,骨显像是一次显像检查可以显示全身骨骼的病理改变,而其他影像学方法一次只能对其中一个部位或区域进行检查,因而更为经济适用,并且能够有效地防止漏诊或误诊。

2. 答题要点:核素骨显像异常影像表现有

(1) 异常放射性浓聚:凡是可产生骨质破坏和新骨形成的病变,如恶性肿瘤骨转移、原发性骨肿瘤、骨折、骨髓炎和骨膜撕裂等,均可产生异常的放射性浓聚区。

(2) 异常放射性稀疏或缺损:凡是骨骼组织血供减少或溶骨性病变的情况,均可引起放射性分布减低,如骨囊肿、骨梗塞、骨缺血坏死、多发性骨髓瘤、骨转移性肿瘤以及激素或放射治疗后的患者。

(3)"超级骨影像"见于甲状旁腺功能亢进或恶性肿瘤广泛骨转移。

(4)某些"石骨症"患者亦可见全身骨骼影像呈异常放射性浓聚,长骨骨干等骨密质也能清晰显示。

五、问答题

答题要点:骨骼的主要无机成分石羟基磷灰石晶体,其表面积很大,依靠化学吸附和离子交换从血液中获取 ^{99m}Tc 标记的磷酸盐等特异的使骨骼显像。^{99m}Tc 标记的磷酸盐在骨骼内的沉积受以下两个因素影响:①局部血流量。②骨骼无机盐代谢和成骨活跃的程度。当骨骼局部血流量增加、代谢更新旺盛、成骨活跃和新骨形成时,可较正常骨骼凝聚更多的 ^{99m}Tc标记的磷酸盐,在影像上呈现异常的放射性增高区。反之,则表现为异常的放射性减低区。

(王新华　李肖红)

第六章 泌尿系统

第一节 尿路梗阻的诊断

案例 6-1

患者,男,78 岁。前列腺增生肥大病史五年余,近 1 周小便次数明显减少,双下肢水肿。化验肾功:BUN、CN 正常。行核医学肾图检查,肾图示 C 段下降不良,$C_{1/2}>8$ min。诊断:尿路梗阻。

诊断依据

1. 老年男性、前列腺增生肥大。

2. 肾图,必要时进行泌尿系动态显像。

问题

肾图对尿路梗阻诊断有何临床价值?

参考答案和提示

1. 肾图对尿路梗阻是一种可靠、简便、检出率较高的诊断方法。

2. 肾图估计尿路梗阻时肾功能受损程度,比静脉肾盂造影灵敏。

3. 治疗后,使用肾图可定期观察尿路通畅情况,对于判断疗效和掌握病情的发展很有帮助。

4. 应用利尿 试验可鉴别机械性尿路梗阻与单纯性肾盂积水。

案例 6-2

患者,女,56 岁,宫颈癌放化疗后 1 年。肾功能:BUN、CN 正常。为了解分肾功能行双肾动脉灌注显像示:左肾功能正常,右肾功能轻度受损。

问题

肾功能显像在宫颈癌放化疗后,有何临床应用价值?

参考答案和提示

1. 肾功能显像测得 GFR、ERPF,可精确定量总肾功能和分肾功能,较其他肾功能检查灵敏且稳定可靠。

2. 泌尿动态显像是显示积水肾,残留肾功能的灵敏方法,明显优于静脉肾盂造影(IVP)。

3. 对判断解除梗阻后肾功能能否恢复和决定是否保留患肾很有帮助。

第二节 肾血管疾病

案例 6-3

患者,女,40 岁。高血压病史 5 年,降压治疗效果欠佳,怀疑肾性高血压,行双肾血流灌注显像示:腹主动脉显像后,健侧肾脏显影而对侧肾脏病变放射性分布减低,且摄取放射性药物减低,显影不佳,表明肾动脉主干狭窄,且肾功能受损。临床诊断:肾性高血压。

问题

双肾显像在肾血管疾病诊断中有何临床价值?

参考答案和提示

1. 无创性肾动脉灌注显像是诊断急性肾动脉栓塞的首选方法,可在数秒钟内确诊或排除,也是监测溶栓疗效的好方法。

2. 单侧肾动脉狭窄造成肾性高血压。肾图检查最宜作为首选筛选方法。肾血管性高血压肾图表现不尽相同:

(1) 有抛物线型。

(2) 高水平或低水平延长型。

(3) 低水平递降型。

(4) 小肾图形。抛物线型需与尿路梗阻相区别,可采用分次利尿剂肾图法。

3. 卡托普利(captopril)介入试验可明显提高单侧肾动脉狭窄的诊断率。

第三节 肾移植的监测

案例 6-4

患者,女,40 岁。糖尿病、肾功能衰竭、肾移植术后两周,了解移植肾功能情况,行双肾血流灌注显像:移植肾血流灌注正常。移植肾肾图基本正常。诊断:移植肾血流灌注正常,肾功能基本正常。

问题

肾动态显像在移植肾监测中有何临床价值?

参考答案和提示

肾动态显像(肾血流灌注、肾实质功能和上下尿引流)正常是肾移植成功的有力证据。

复 习 题

一、单项选择题

1. 测定 GFR 应选用哪种放射性药物(　　)

A. ^{131}I-OIH　　　　B. ^{99m}Tc-DTPA　　　　C. ^{99m}Tc-DMSA　　　　D. ^{99m}Tc-EC

2. 哪种放射性药物属肾皮质结合型药物(　　)

　　A. ^{131}I-OIH　　　　B. ^{99m}Tc-DTPA　　　　C. ^{99m}Tc-DMSA　　　　D. ^{99m}Tc-EC

3. 单侧肾动脉狭窄其肾图检查可出现下列哪种异常图形(　　)

　　A. 持续上升形　　B. 高水平延长形　　C. 单侧小肾图形　　D. 阶梯式下降形

4. 尿路不畅时,观察肾功能的定量分析指标是(　　)

　　A. 肾指数　　　　B. 峰时　　　　C. 半排时间　　　　D. 分浓缩率

5. 功能性及机械性尿路扩张的鉴别,应行下列哪种核医学检查(　　)

　　A. 甲丙脯酸介入肾图检查　　　　　　B. 肾静态检查

　　C. 利尿介入肾图检查　　　　　　　　D. 肾动态显像

6. 膀胱尿反流显像直接法所注入的放射性药物是(　　)

　　A. ^{99m}Tc-DTPA　　B. ^{99m}Tc-EC　　C. $^{99m}TcO_4^-$　　D. ^{99m}Tc-DMSA

7. 阴囊显像主要用于(　　)

　　A. 睾丸肿瘤的诊断　　　　　　　　B. 阴囊积水的诊断

　　C. 精索静脉曲张的诊断　　　　　　D. 急性阴囊肿胀的诊断及鉴别诊断

二、多项选择题

1. 测定 ERPF 应选用哪种放射性药物(　　)

　　A. ^{131}I-OIH　　B. ^{99m}Tc-DTPA　　C. ^{99m}Tc- EC　　D. ^{99m}Tc-MAG$_3$

2. 测定 GFR 较理想的放射性药物,应具备下列哪些条件(　　)

　　A. 经肾小管分泌　　　　　　　　　B. 不经肾小管分泌

　　C. 经肾小球滤过　　　　　　　　　D. 不会被肾小管吸收

3. 肾静态显像呈肾内局限性稀疏缺损表现可见哪些疾病(　　)

　　A. 肾内占位性病变　　B. 局部梗塞　　C. 局部炎症　　D. 肾积水

4. 肾图检查及肾动态显像前患者需要哪些准备(　　)

　　A. 空腹　　　　　　　　　　　　　B. 进食、饮水正常

　　C. 检查前 30min 饮水 300ml　　　　D. 检查前排尿

5. 病理情况下,下列哪些情况引起峰时后延(　　)

　　A. 尿路梗阻　　B. 肾功能障碍　　C. 肾缺血　　D. 机体缺水

6. 梗阻可引起下列哪些肾图异常图形(　　)

　　A. 持续上升型　　B. 高水平延长型　　C. 低水平延长型　　D. 低水平下降型

7. 尿路通畅时,观察肾功能的定量分析指标是(　　)

　　A. 肾指数　　　　B. 峰时　　　　C. 半排时间　　　　D. 15min 残余率

三、填空题

1. 肾图是用肾图仪的两个放射性探测器在体表分别探测和记录两肾区的_____。

2. 肾皮质显像剂主要用于_____的诊断。

3. 可进行利尿试验的检查方法有_____、_____。

四、名词解释

1. 峰时

2. 小肾图

五、简答题

1. 试述典型肾图三段中各段的名称及其生理意义。

2. 试述常见异常肾图图形特点及其临床意义。

六、问答题

试述单侧肾动脉狭窄的肾血流灌注影像、肾动态影像、肾静态影像和肾图特点。

复习题参考答案

一、单项选择题

1. B   2. C   3. D   4. D   5. C   6. C   7. D

二、多项选择题

1. ACD   2. BCD   3. ABCD   4. BCD   5. ABCD   6. ABCD   7. ABCD

三、填空题

1. 时间-放射性曲线

2. 肾占位性病变,肾炎症病变特别是肾盂肾炎

3. 肾动态显像   肾图

四、名词解释

1. 峰时:从注射放射性药物上升到高峰时间,正常小于 4.5min,平均 2~3min。峰时代表放射性药物的肾通过时间,主要与尿流量有关。凡影响尿流量的因素都会使其有不同的变化。

2. 小肾图:单侧肾图曲线的 a、b、c 三段均正常,但图形明显低于健侧。此图形多见于一侧肾动脉狭窄或先天性小肾。

五、简答题

1. 答题要点:正常肾图分为三段:a 段示踪剂出现段;b 段示踪剂聚集段;c 段示踪剂排泄段。

   a 段为放射性急剧上升段,其高度在一定程度上反映肾的血流量;b 段为放射性聚集段,主要反映肾功能和肾血流量;c 段为达到峰值后的下降段,反映显像剂流出肾区的情况,与尿流量和尿路通畅程度有关,在尿路通畅的情况下也可以反映肾功能。

2. 答题要点:急剧上升形,多见于急性肾衰竭和继发于下尿路梗阻所致的双上尿路引流不畅;高水平延长线形,多见于上尿路梗阻伴明显肾盂积水;抛物线形,多见于脱水、肾缺血、肾功能损害和上尿路引流不畅伴轻、中度肾盂积水;低水平延长线形,常见于肾功能严重损害和急性肾前性肾功能衰竭,也可见于慢性上尿路严重梗阻伴大量肾盂积水;低水平递降形,见于肾脏无功能,肾功能极差,肾缺如或肾切除后;阶梯状下降,见于尿反流或因疼痛、精神紧张、尿路感染等所致的上尿路痉挛,单侧小肾图,多见于

一侧肾动脉狭窄或先天性肾发育不良。

六、问答题

答题要点:单侧肾动脉狭窄患肾血流灌注减少而延迟,肾动态显像见早期肾实质影像小而放射性分布少,显影和消退皆延迟,有时后期患肾较健肾肾影大而放射性明显,呈"倒相"。肾静态显像患肾形态较健肾缩小,患肾肾图曲线表现为幅度明显低于健侧,但图形保持正常的小肾图。

(王新华)

第七章　肝胆及消化道显像

第一节　新生儿胆道闭锁症

案例 7-1

患儿,男,出生后 2 个月。因皮肤黄染 2 个月而入院。生后 3 天起全身皮肤出现黄染,以后持续不退,且黄染逐渐增深,粪便呈灰白色,尿色黄。经泼尼松、苯巴比妥及保肝治疗无效。父母体健。患儿体检示皮肤巩膜明显黄染,心肺正常,肝脏肋下 5cm,脾脏肋下 3cm,质中等偏硬。

问题

1. 根据以上病史你初步做何诊断?

2. 主要的鉴别诊断有哪些?

3. 进一步确诊需要的检查项目有哪些?

4. 新生儿核素肝胆动态显像诊断新生儿胆道闭锁症的要点有哪些?

参考答案和提示

新生儿黄疸多见于先天性胆道闭锁和肝炎。胆道闭锁患儿在出生后 60 天内是手术治疗的最佳时机。及时诊治的关键在于与肝炎等疾病的鉴别。因新生儿胆管极细,超声检查并不理想。先天性胆道闭锁患儿肝胆动态显像表现为肝影清晰、持续显影,而胆道系统和肠道均不显影,进行苯巴比妥试验后肠道仍无放射性出现。如肠道内出现显像剂,则可排除胆道闭锁的可能。

案例 7-2

患儿,女,出生后 3.5 个月,因间歇性、进行性皮肤黄染 3 个月而入院。生后第 5 天开始出现皮肤黄染,1 周后黄染减轻,10 天以后又进行性加深。粪便由黄色转灰白色,尿色黄。在外院拟诊为"婴儿肝炎综合征",治疗情况不详。父母体健。患儿体检:全身皮肤及巩膜黄染,心肺正常,腹壁静脉显露,肝肋下 5cm,脾肋下 1.5cm,质中等偏硬。实验室检查:总胆红素 144.6mol/L,直接胆红素 42.3mol/L,谷丙转氨酶 106μ/L,谷草转氨酶 181μ/L,C 谷酰转肽酶 451μ/L,抗 HBs 阳性,HBsAg、HBeAg、抗 HBe 与抗 HBc 均阴性。B 超示:肝脾肿大声像表现,胆囊区未见胆囊回声,总胆管内径为 4mm,显示段未见异常回声,ECT 示肝脏早期摄取示踪剂好,胆囊和肠道 24h 未见显影,24h 粪便放射性测量计数近似本底。

问题

1. 你认为外院拟诊为"婴儿肝炎综合征"是否妥当,为什么?

2. 你如何诊断,依据是什么?

参考答案和提示

　　先天性胆道闭锁是新生儿期一种严重黄疸疾病,它与新生儿肝炎鉴别很重要,前者必须手术治疗,而后者的治疗以保肝治疗为主。胆道闭锁早期的临床症状、实验室检查(乙肝两对半、转氨酶等)、肝脏病理改变等方面,与新生儿肝炎颇相似,故两者的早期鉴别诊断十分困难。早期做出鉴别能使患儿及时手术而提高成活率,肝炎患儿则可免去破腹术的危险。先天性胆道闭锁是发生在新生儿的疾病,尽管 B 超、CT、内镜逆行性胰胆管造影术(ERCP)和经皮肝穿刺胆管造影术(PTCM),对胆管梗阻有较高的诊断价值。但因新生儿胆管极细,前两种检查很不理想,后两种检查是创伤性的,且成功率也较低,因而皆不适用于新生儿。核素肝胆动态显像则表现出明显的优势,出现肝影清晰,持续显影,而胆道系统和肠道均不显影。必要时尚可用苯巴比妥试验进一步明确诊断,若使用苯巴比妥后肠道仍无放射性,即可以诊断为先天性胆道闭锁,从而把握手术时机。

第二节　异位胃黏膜

案例 7-3

　　患者,男,6 岁。体重 15kg,反复腹痛、黑粪伴贫血两年,临床以消化道出血收入院。体格检查:消瘦贫血貌,余未见异常。实验室检查:血红蛋白 2.5g/L,血小板 132×10^9/L,WBC 3.8×10^9/L,Fe^{2+} 2.38μmol/L,总铁结合力 78.5μmol/L。

问题

　　内科治疗数天无效,转核医学科进行放射性核素异位胃黏膜显像,见胃部出现放射性分布,同时在左中下见一放射性分布区,该区域放射性随时间延长而增浓且形态出现变化,你将做何诊断?

参考答案和提示

　　胃黏膜异位症为先天畸形性疾病,常见于部分的"Meckel 憩室"和"肠重复畸形中",由于异位胃黏膜缺乏有效的黏膜黏液保护屏障,所以可引起局部消化性溃疡,导致患儿出现消化道出血的临床表现。虽然胃黏膜异位症并不是导致小儿消化道出血的主要原因,但是本病的病因诊断对于治疗方案的选择至关重要,在现有的诊断手段中,放射性核素异位胃黏膜显像由于其功能显像的特点,即利用异位的胃黏膜可像正常的胃黏膜一样对高锝酸盐具有摄取作用而显影,而成为具有独特诊断价值的显像方法。多年临床实践证明,本显像方法对胃黏膜异位症的诊断具有极高的灵敏度和特异性,而成为胃黏膜异位症首选的检查方法。根据资料分析,问题 4 诊断为肠重复畸形。

第三节 肝血管瘤

案例 7-4

患者,男,33 岁,平素体健,体检时 B 超发现肝右叶 2.4cm×2.5cm 低回声占位,自述无任何不适感。

问题

1. 根据以上病史近一步确诊需要的检查项目有哪些?

2. 主要的鉴别诊断有哪些?

3. 运用放射性核素显像如何对该占位进行良恶性鉴别?

参考答案和提示

1. 原发性肝癌、肝血管瘤、肝囊肿及肝脓肿是常见的肝占位性病变,B 超、CT 以及 AFP、大生化、两对半等检查均可用于辅助诊断。

2. B 超诊断血管瘤的困难在于血管瘤的回声没有特异性,可能增强,亦可能降低或无回声,容易误诊为肝癌或囊肿等病变。CT 也会因病变密度不均或边缘不规则等原因造成误诊。

3. 肝脏是机体单核-吞噬细胞系统的重要器官之一,当放射性胶体静脉注入血流后,90% 被肝星形细胞作为异物吞噬,分布于正常肝实质。放射性核素显像的特点是除显示病变的形态外,还能反映其生理功能。肝血管瘤胶体显像表现为放射性缺损区,这是非特异性的,只能发现病变。而 ^{99m}Tc-RBC 肝血流血池显像的显像剂是标记红细胞,肝脏血供丰富,肝小叶血窦中含有 250~300ml 血液,血管瘤由血窦构成,含有大量血液,其单位体积的血容量远大于肝内其他肿瘤,亦高于正常肝组织。静脉注入 ^{99m}Tc-RBC,经过一定时间与血窦中原有血液混匀,可显示放射性明显高于周围正常肝组织的血管瘤影像,这种过度填充的特点,即为肝血管瘤的特异指征,其他任何占位性病变均无此特点。

第四节 肝 癌

案例 7-5

患者,男,55 岁。因上腹部不适来我院检查。患者近两个月来自觉乏力,食欲不佳,体重轻度下降伴上腹部饱胀感且进行性加重。腹部 B 超提示:左肝占位性病变约 30mm×27mm,其他未见异常。腹部 CT 提示:左肝占位性病变;其余未见异常。实验室检查结果:肝功能基本正常;肿瘤相关抗原 CA19-9 增高达 1900U/L(0~39U/L)。肝胶体显像提示:左肝占位性病变。A. 平面显像未见缺损;B. SPECT 断层显像,横断位(左)与冠状位(右)见左叶放射性缺损。术后病理报告:肝左叶胆管细胞癌。

问题

作为临床医师,如何看待核医学在肝占位病变的良恶性诊断价值?

参考答案和提示

本案例是比较典型的肝癌病例,对于肝癌的诊断,肝脏胶体显像能反映病灶部位的血流与功能代谢状况,并能提供占位的形态学信息。但肝占位良恶性鉴别需借助以下可能的方法进行:

1. 原发性肝癌、肝血管瘤、肝囊肿及肝脓肿是常见的肝占位性病变,在肝实质显像上均呈局限性稀疏缺损,但肝血流灌注影像及肝血池影像则完全不同。

2. 原发型肝癌主要由肝动脉供血,并且供血丰富故肝血流灌注显像呈动脉灌注阳性。肝血池显像呈"充填"表现。

3. 肝血管瘤主要由血窦构成,其内含有大量血液。在肝血流灌注显像上呈阴性或阳性表现。在肝血池显像上呈"过渡充填",即肝血池显像阳性。

4. 肝囊肿及肝脓肿　肝囊肿及肝脓肿是常见的占位性病变,由于缺乏血供,肝血流灌注和血池显像阴性。

5. 将 PET 功能代谢影像与 CT 或 MRI 解剖结构影像进行融合,明显提高了肝癌诊断的特异性、灵敏度与准确性,并在估计肝癌患者的肿瘤存活情况、疗效观察和寻找肝外转移灶等方面明显优于 B 超、CT 及 MRI。

6. 肝癌的特异性显像　利用 ^{131}I-AFP. Ab 进行肝癌的特异性显像,也为肝癌的特异性治疗提供了可能。

复 习 题

一、单项选择题

1. 肝脏的血液供应,主要来自(　　)

 A. 肝动脉   B. 肝静脉   C. 肝小叶中央静脉

 D. 门静脉   E. 肠系膜上动脉

2. 核素肝胆动态显像中,先天性胆道闭锁的影像特点是(　　)

 A. 肠道24h 仍不出现放射性   B. 胆道延迟到 4h 不显影   C. 胆囊延迟到 4h 不显影

 D. 肝显影延迟   E. 肝脏不显影

3. 肝血管瘤肝血池显像的典型表现为血管瘤处放射性较周围肝组织(　　　)

 A. 增高   B. 相似   C. 稍低

 D. 减低   E. 明显减低

4. 放射性核素肝胆显像,诊断急性胆囊炎的条件是(　　　)

 A. 肠道1h 内没有放射性   B. 肝影持续不消退   C. 肝胆管呈现胆道树结构

 D. 胆囊持续不显影   E. 肝脏摄取显像剂量低

5. 胃排空加速的原因有(　　)

 A. 甲状腺功能亢进   B. 胃下垂   C. 幽门梗阻

 D. 胃癌   E. 甲状腺功能减退

6. 肝胆动态显像剂^{99m}Tc-HIDA 主要是由肝脏的哪种细胞摄取(　　)

    A. 多角细胞   B. 星形细胞   C. 吞噬细胞

    D. 成骨细胞   E. 白细胞

7. 肝血池显像中,肝囊肿处血池放射性较周围肝组织为(　　)

    A. 增高   B. 相似   C. 稍低

    D. 较低   E. 缺损

8. 肝脏浓聚放射性胶体药物的机制是(　　)

    A. 主动运输   B. 间隔浓聚   C. 吞噬作用

    D. 毛细血管栓塞   E. 以上都不对

9. 急性胆囊炎在核素肝胆动态显像中最典型的特征是(　　)

    A. 胆囊很快显影   B. 胆囊持续不显影   C. 肠道中可见大量放射性

    D. 肠道始终无放射性   E. 肝管显影

10. 为鉴别先天性胆管闭锁与新生儿肝炎可使用(　　)

    A. 苯巴比妥   B. 吗啡   C. 脂餐试验

    D. 促胆囊收缩素   E. 维生素 C

11. 肝血池显像中原发性肝细胞肝癌处血池放射性较肝组织为(　　)

    A. 增高   B. 相似   C. 较低

    D. 明显低   E. 缺损

12. 肝细胞性黄疸和胆管系统显像中,一般来说下列哪个表现是错误的(　　)

    A. 心区放射性增高   B. 肝显影差   C. 肝显影增大

    D. 胆管系统显影不佳   E. 肠道持续无放射性

13. 核素显像诊断肝海绵状血管瘤的最恰当的方法是(　　)

    A. 肝胶体显像   B. 肝阳性显像   C. 肝血池显像

    D. 肝胶体和肝血池联合显像   E. 肝胆显像

14. 十二指肠胃反流显像常用显像剂为(　　)

    A. ^{99m}Tc-DTPA   B. ^{99m}Tc-ECD   C. ^{99m}Tc-EHIDA

    D. ^{99m}Tc-RBC   E. ^{14}C-尿素

15. 急性胆囊炎在胆管系统显像中,胆囊表现为(　　)

    A. 于 10min 前显影   B. 于 20min 前显影   C. 于 30min 前显影

    D. 延迟 1~2h 显影   E. 胆囊持续不显影

16. 在肝胆动态显像中,为缩短确诊急性胆囊炎所需要的时间,可使用(　　)

    A. 苯巴比妥   B. 吗啡   C. 脂餐试验

    D. 促胆囊收缩素   E. 维生素

17. 异位胃黏膜显像时,部分憩室出现假阴性,原因是(　　)

    A. 未禁食   B. 服用了阻断胃黏膜摄取及促蠕动分泌药物

    C. 憩室内无异位胃黏膜   D. 憩室内炎症

    E. 以上都是

18. ^{99m}Tc-硫胶体显像用于胃肠道出血显像中能检出的最少出血量为(　　)

    A. 0.01ml/min　　　　　B. 0.1 ml/min　　　　　C. 0.5 ml/min

    D. 1 ml/min　　　　　　E. 3 ml/min

19. 完全性阻塞性黄疸在胆管系统显像中表现为(　　)

    A. 10 min 内肠道无放射性　　B. 20min 内肠道无放射性　　C. 30min 内肠道无放射性

    D. 60min 内肠道无放射性　　E. 肠道持续无放射性

20. 胃排空延缓的原因有(　　)

    A. 甲状腺功能亢进　　　　B. 胃泌素瘤　　　　　C. 十二指肠溃疡

    D. 胃下垂　　　　　　　　E. 糖尿病

21. 肝脏胶体显像剂静脉注射后由肝内下列哪种细胞摄取而显影(　　)

    A. 肝细胞　　　　　　　　B. 肝巨噬细胞　　　　C. 胆管细胞

    D. 肝癌细胞　　　　　　　E. 血管上皮细胞

22. 晚期肝硬化在肝显像中下列哪一点不是其典型表现(　　)

    A. 肝影缩小　　　　　　　B. 肝形态正常　　　　C. 弥漫性斑点稀疏

    D. 脾大　　　　　　　　　E. 肝形态异常

23. ^{99m}Tc 甲基色氨酸(PMT)延迟显像中,下列何种肝脏疾病病灶处可呈放射性增高区(　　)

    A. 肝血管瘤　　　　　　　B. 肝囊肿　　　　　　C. 原发性肝细胞肝癌

    D. 转移性肝肿瘤　　　　　E. 肝硬化

24. 新生儿肝炎和先天性胆道闭锁在肝胆动态显像中的鉴别要点是(　　)

    A. 肝脏显影是否清晰　　　　B. 肠道内放射性的出现是否延迟

    C. 胆囊是否显影　　　　　　D. 注射 24h 内肠道是否有放射性出现

    E. 胆管是否扩张

25. 两侧涎腺摄取低下常见于(　　)

    A. 病毒感染　　　　　　　B. 细菌感染　　　　　C. 舍格伦综合征

    D. 放射性炎症　　　　　　E. 乙醇中毒

26. 异位胃黏膜显像,其显像剂是(　　)

    A. ^{99m}Tc-胶体　　　　　　B. ^{99m}Tc-RBC　　　　　C. ^{99m}Tc-IDA

    D. ^{99m}Tc-DTPA　　　　　　E. ^{99m}TcO$_4^-$

27. 导致 Meckel 憩室显像假阳性的原因(　　)

    A. 阑尾炎　　　　　　　　B. 憩室内炎症

    C. 异位胃黏膜壁细胞数量少　　D. 异位胃黏膜壁细胞坏死

    E. 以上都不对

28. 当肝显像已显示肝内占位病变时,一般来说下列哪一点是不正确的(　　)

    A. 可定位诊断　　　　　　B. 可定性诊断　　　　C. 可显示占位病变大小

    D. 可了解占位病变单发或多发　　E. 可显示占位病变的形态

29. 在核素肝、胆系统显像中,急性胆囊炎的影像特点是(　　)

    A. 肠道 24h 依然不出现放射性　　B. 胆道延迟至 4h 不显像

    C. 胆囊延迟至 4h 依然不显像　　D. 肝脏局部出现放射性反时相分布

    E. 肝脏显影延迟,吸收不好

30. 肝胶体显像适应证为(　　)

    A. 肝占位性病变   B. 黄疸鉴别

    C. 胆系结石时,肝、胆各部位功能状况判定   D. 先天性胆道闭锁

    E. 婴肝综合征

31. 在涎腺静态显像中有助于其形态和位置的观察是(　　)

    A. 皮下注射阿托品 0.5mg   B. 口服苯巴比妥   C. 皮下注射五肽胃泌素

    D. 注射胰高血糖素   E. 脂餐试验

二、多项选择题

1. ^{99m}Tc-硫胶体显像可用于(　　)

    A. 肝胶体显像   B. 胃肠道出血显像   C. 脑灌注显像

    D. 心肌灌注显像   E. 全身骨显像

2. 使用下列显像剂过程中何种显像能观察到脾影(　　)

    A. ^{99m}Tc-胶体   B. ^{99m}Tc-EHIDA   C. ^{99m}Tc-植酸盐

    D. ^{99m}Tc-RBC   E. ^{99m}Tc-PMT

3. ^{67}Ga 可在哪种肝占位性病变中浓聚(　　)

    A. 肝血管瘤   B. 肝细胞癌   C. 肝脓肿

    D. 淋巴瘤   E. 肝囊肿

4. 胆囊收缩功能测定可通过使用(　　)

    A. 苯巴比妥   B. 吗啡   C. 脂餐试验

    D. 促胆囊收缩素   E. 维生素 C

5. 核素显像诊断肝血管瘤常用的方法(　　)

    A. 肝胶体显像   B. 肝血池显像

    C. 肝胶体显像与肝血池显像联合运用   D. 肝血池显像及与 CT 的图像融合显像

    E. 肝胆动态显像

6. 下列哪些疾病可出现十二指肠胃反流(　　)

    A. 胃溃疡   B. 慢性胃炎   C. 功能性消化不良

    D. 胃切除术后   E. 反流性食管炎

7. 肝胆动态显像中,使用促胆囊收缩素的作用(　　)

    A. 检查前排空充满没有放射性胆汁的胆囊   B. 测定胆囊收缩功能

    C. 避免假阳性   D. 避免假阴性

    E. 缩短显像时间

三、填空题

1. 在生理状态下准确了解胃排空功能的显像手段是_____显像。

2. Meckel 憩室显像的原理是由于憩室内含有异位的_____,它能从血液中摄取_____而显像。

3. 按肝胆动态显像顺序,可分为_____、_____、_____和_____四期。

4. 肝胶体显像所示肝内放射性稀疏缺损的病变区,肝血池影像"不填充"以_____可能性大;"填充"提示_____;"过度填充"为_____的特异性表现;"边缘填充"示_____。

5. 胃排空显像剂的基本要求是进入胃后不被胃黏膜_____和_____,不被胃液或胃运动_____和_____。临床常用显像剂可分为_____、_____和_____。

6. 肝实质显像的原理是利用肝脏的_____细胞对放射性胶体的_____功能。

7. ^{14}C-尿素呼气试验主要用于_____的诊断。

8. 消化道出血显像时,急性活动性出血常用_____显像,间歇性出血则常用_____显像。

9. 最常见的异位胃黏膜好发于胃以外的消化道,包括_____和_____及_____。

复习题参考答案

一、单项选择题

1. D　2. A　3. A　4. D　5. A　6. A　7. E　8. C　9. B　10. A　11. B　12. E　13. D
14. C　15. E　16. B　17. E　18. B　19. E　20. D　21. B　22. B　23. C　24. D　25. C
26. E　27. A　28. B　29. C　30. A　31. A

二、多项选择题

1. AB　2. ACD　3. BCD　4. CD　5. CD　6. ABCDE　7. ABCE

三、填空题

1. 胃排空
2. 胃黏膜　$^{99m}TcO_4^-$
3. 血流灌注相　肝实质相　胆管排泄相　肠道排泄相
4. 肝囊肿或脓肿　原发性肝癌　肝血管瘤　体积大的肝血管瘤
5. 吸附　吸收　破坏　解离　液体　固体　半固体型
6. 单核-吞噬　吞噬
7. 幽门螺杆菌感染
8. ^{99m}Tc-胶体　^{99m}Tc-红细胞
9. Meckel 憩室　Barrett 食管　肠重复畸形

(孙晓琰　秦永德)

第八章 血液与淋巴系统

第一节 多发性骨髓瘤

案例 8-1

患者,男,62 岁。胸部及腰、背部骨痛,随活动而加重。血液检查:贫血,外周血片中的红细胞有明显的钱串状现象;血沉增快,112mm/h;白细胞与血小板计数常正常。血浆黏滞度增高。骨髓检查显示细胞增生明显活跃,G 17.2%,E 3.2%,G/E 5.37:1;粒系减少,各阶段粒细胞均减少,红系极度减少,成熟红细胞成褶线样排列,血小板成堆,幼稚浆细胞明显增多,可见双核、多核浆细胞。粒细胞浆内颗粒粗大。骨髓瘤浆细胞占74%。X线摄片:可见弥漫性骨质疏松,典型的凿孔样溶骨性损害和骨折;脊椎、胸廓为受累的部位。

问题

1. 根据症状和病史,该患者的诊断是什么?

2. 该病的鉴别诊断是什么?

参考答案和提示

1. 该患者的诊断为多发性骨髓瘤(multiple myeloma,MM)。

2. 鉴别诊断

(1)多发性骨髓瘤多发生于老年,以骨痛为主要症状,骨髓以瘤浆细胞增多,免疫球蛋白单克隆增高,骨质损害为特征。本例与此相符。

(2)骨髓转移癌,无局部癌症症状,骨髓片未见瘤细胞。

(3)全身骨骼显像可较灵敏的发现骨质病变,骨髓显像可辅助观察骨髓的抑制或扩张情况,^{99m}Tc-MIBI 全身显像也具有一定的诊断意义。

临床思维:多发性骨髓瘤

为了进一步明确该患者的骨质和骨髓的破坏程度,分别做了核素全身骨骼显像和骨髓显像。

【全身骨骼显像】

全身骨骼显像显示颅骨、肩胛骨、胸骨、多根肋骨、椎体等可见异常局灶性显像剂分布浓聚影,双侧前肋呈"串珠样"分布,表明局部骨质代谢异常增高,呈成骨性改变,考虑可能恶性肿瘤骨转移或原发性骨质病变,肋骨为骨折后改变。

【骨髓显像】

骨髓显像显示中央骨髓有轻度抑制,在外周骨髓,如下肢的近端可见骨髓轻度扩张,结合X线和全身骨显像,考虑多发性骨髓瘤可能性较大。对X线片诊断有困难的某些特殊部位,如胸骨、肋骨、肩胛骨等处,骨显像更易发现其病变。骨显像可监测MM的化疗疗效,即骨显像阳性提示有初发病灶或有残留病灶的活动;原有病灶减少或消失,提示化疗效果良好。MM可伴有骨质疏松,好发于脊柱、肋骨和骨盆。患者显示脊椎线形放射性增高和肋骨串珠样放射性浓聚,有别于骨转移瘤的不规则放射性浓聚。MM与骨转移瘤的骨显像有相似之处,故须与骨髓病理检查结合。MM全身骨显像和X线检查符合率仅为35.3%,其机制为X线检查建立在以溶骨导致骨密度减低的基础上,全身骨显像则主要反映成骨活动。^{99m}Tc-MIBI最早用作心肌灌注显像药物,现已作为肿瘤阳性显像药物广泛用于甲状腺癌、肺癌、脑肿瘤、乳腺癌和淋巴瘤等恶性肿瘤的诊断和鉴别诊断。目前对肿瘤组织浓聚^{99m}Tc-MIBI的确切机制仍不十分明确,多项研究表明^{99m}Tc-MIBI的亲脂性和肿瘤细胞内由于增殖代谢水平增高导致的线粒体数量增加及胞浆内跨膜电势的增高是影响肿瘤细胞摄取^{99m}Tc-MIBI的主要因素。在判断MM病灶的活动性及病情评估等方面^{99m}Tc-MIBI显像是一种简便有效且可靠的方法。

第二节 再生障碍性贫血

案例8-2

患者,男,22岁,头晕、心慌、乏力、鼻出血、皮肤有出血点;血象呈全血细胞减少,贫血,红细胞轻度大小不一,但无明显畸形及多染现象,无幼红细胞出现。网织红细胞显著减少。骨髓相呈多部位增生减低,三系造血细胞明显减少,尤其是巨核细胞和幼红细胞;非造血细胞增多,尤为淋巴细胞增多。

问题

1. 根据症状和病史,该患者可能的诊断是什么?

2. 如何评价骨髓显像在该疾病中的作用?

参考答案和提示

1. 该患者可能的诊断为再生障碍性贫血。

2. 骨髓核素显像是目前唯一能提供全身功能性骨髓分布的检查方法,并且能显示身体各部位骨髓造血功能的变化。骨髓核素显像的原理是骨髓间质中的单核-吞噬细胞系统能吞噬和清除放射性胶体物质而使骨髓显像。静脉注射放射性核素标记胶体后,除了大部分被肝脾浓聚外,骨髓的单核-吞噬细胞系统也能选择性地摄取,并且摄取的多少与骨髓的功能状态密切相关。再生障碍性贫血骨髓显像常用的显像剂有^{99m}Tc-硫胶体或^{99m}Tc-植酸钠、^{111}In-转铁蛋白、^{52}Fe-枸橼酸等。^{99m}Tc-硫胶体和^{99m}Tc-植酸钠制备比较简便,容易推广,是目前临床上应用最为广泛的骨髓显像剂,缺点是肝和脾的单核-吞噬细胞系统大量摄取放射性胶体而掩盖胸椎下段和腰椎上段的骨髓病变。

临床思维:再生障碍性贫血

【分型】

根据功能性骨髓分布和活性水平,骨髓核素显像可将再生障碍性贫血(简称再障)骨髓影像分为五种类型:

(1) 荒芜型:全身骨髓不显影,属重度再生障碍性贫血,预后极差。

(2) 抑制型:全身骨髓的分布和活性较正常人差。

(3) 灶Ⅰ型:全身骨髓功能受抑的背景中,在中心部或外周出现界限清晰的岛状放射性增高区,预后较好。

(4) 灶Ⅱ型:在四肢长骨出现节段性灶性放射性增高区,分布对称,界限明显,多发生在青年人,预后取决于中心性骨髓活性的高低。

(5) 正常型:属轻型再生障碍性贫血,预后较好。

【分级】

也有骨髓核素显像将再生障碍性贫血(简称再障)进行分级的见表2-8-1。

表 2-8-1　骨髓活性水平分级及临床意义

分级	骨髓显影程度	临床意义
0	骨髓未显影,其放射性活度与周围软组织本底相似	骨髓功能严重抑制
1	骨髓隐约显影,略高于本底,轮廓不清	骨髓功能轻、中度抑制
2	骨髓明显显影,轮廓基本清楚	骨髓活性正常
3	骨髓显影清晰,轮廓清楚	骨髓活性高于正常
4	骨髓显影十分清晰,类似于骨骼显影的程度	骨髓活性明显增高

根据这个分级,骨髓核素显像的灵敏度为83.3%。其中重型再生障碍性贫血骨髓多部位增生极度减低,骨髓显像0级为主;慢性再生障碍性贫血骨髓增生减低或活跃,常有增生灶,骨髓显像1级为主。但是,其他影响骨髓造血功能的血液病亦有放射性活性减低(如多发性骨髓瘤、白血病等)。由此可见,全身骨髓核素显像的特异性较低,但此显像方法对了解患者全身功能性骨髓分布和各部位骨髓造血功能有特殊价值,对再生障碍性贫血的诊断、分型、病情观察与预后判断有一定的临床意义,值得向临床医生推广。

第三节　白　血　病

案例 8-3

患者,男,19岁,乏力、低热、盗汗、消瘦、脾区不适、胸骨疼痛。外周血检查:白细胞计数明显增高,分类可见中幼、晚幼粒细胞以及嗜酸、嗜碱粒细胞增多,是CML主要特征。骨髓检查CML示粒系明显增生,中幼、晚幼及杆状粒细胞增加,原粒及早幼粒可稍偏高,嗜酸及嗜碱粒细胞增多。

问题

1. 根据症状和病史,该患者可能的诊断是什么?
2. 如何评价骨髓显像在该疾病中的的作用?

参考答案和提示

1. 该患者可能的诊断为慢性粒细胞性白血病。

2. 白血病骨髓影像呈多样性表现,与白血病的不同类型,化疗与否和化疗后所处的不同临床状态有关。急性白血病骨髓影像有中心性骨髓活性明显降低和外周骨髓扩张的特点。前者有时呈花斑样,表明各部位骨髓活性受抑程度不尽相同。中心性骨髓活性抑制的程度与病情平行,但其恢复滞后于末梢血相的变化。组织学检查证明,外周骨髓扩张显影是原来无造血功能的黄骨髓重新活化并转化为白血病性骨髓的结果。临床经验表明,这些白血病性骨髓对化疗的敏感性不如中心性骨髓,容易残留一些白血病灶,易复发,预后差,对此在治疗中应特别注意。急性白血病的中心骨髓受抑是普遍现象,且受抑程度与白血病的类型无关,而与其所处的临床阶段密切相关。在白血病早期或白血病细胞浸润轻时,骨髓显像可正常,而大量白血病细胞恶性增生达到抑制单核-吞噬细胞系统,影响骨髓摄取胶体正常功能时,可表现活性抑制。而当治疗后大量白血病细胞被杀灭,解除了其对网状内皮系统的抑制,骨髓摄取胶体的功能恢复得越好,其缓解期越长。另外,中心骨髓活性恢复与完全缓解期的长短直接相关,缓解期越长,其中心骨髓活性也越好。因此,可通过中心骨髓活性变化判断治疗效果和预后。

第四节　淋巴水肿

案例 8-4

患者,女,35岁。左下肢体肿胀,开始于足踝部,后延及整个下肢。早期皮肤尚正常,无皮肤增厚、干燥、粗糙、色素沉着。

问题

1. 根据症状和病史,该患者可能的诊断是什么?
2. 如何评价淋巴显像在该疾病中的的作用?

参考答案和提示

1. 该患者可能的诊断为下肢淋巴水肿。

2. 淋巴水肿分为两类即原发性和继发性。

原发性又可分为先天性和早发性两种,先天性淋巴性水肿由于淋巴管扩张,瓣膜功能不全或缺如等先天性发育不良引起肢体水肿。在^{99m}Tc-DX 显像表现为①肢体淋巴集合管及患侧的腹股沟或腋下淋巴结不显影;②患肢软组织内无放射性积聚;③患肢注药点处放射性大量滞留。这是先天性 ELE 的特征图像,以此可鉴别原发性和继发性。引起继发性的原因大致有三种,即感染性(由细菌、真菌、寄生虫等感染)、损伤性(由灼伤、手术、放疗等)和其他(如全身性疾病和妊娠等)。

^{99m}Tc-DX 显像对继发性诊断主要根据肢体软组织积累放射性情况;肢体淋巴集合管显影情况;腹股沟(或腋下淋巴结)显影情况及淋巴管网显影情况等几方面来鉴别诊断各种病因引起的继发性淋巴水肿,个别病例的^{99m}Tc-DX 显像也可交叉表现,因此淋巴显像在鉴别淋巴水肿上具有一定的临床价值。

有的学者根据淋巴显像正常与异常表现分成 5 个类型。

(1) 正常回流型:肢体淋巴回流畅通,淋巴管清晰可见,双侧引流淋巴结(腹股沟、腋下)对称显示。

(2) 侧支回流型:受阻部位远端可见单个或多条侧支淋巴管,伴淋巴管扩张、淋巴回流缓慢。

(3) 混合回流型:受阻部位远端见淋巴管扩张或形成侧支,淋巴回流迟缓,软组织中也有放射性弥散或淤积。

(4) 皮肤回流型:阻塞部位远端及附近皮内和皮下有大量放射性弥散,无淋巴管显示,阻塞近端淋巴结不显影。

(5) 无回流型:显像剂滞留于注射部位,患侧淋巴管和淋巴结均不显影。

第五节　前哨淋巴结

案例 8-5

患者,女,36 岁,无意中发现其右乳房外上象限有一个 2.0cm×1.5cm 大小的不规则肿块,无痛,质地硬,表面不光滑,肿块与周围组织界限不清,不易推动。患者月经初潮 12 岁,育有一子一女。钼靶显示:右侧乳房下方可见一球形高密度影。

问题

1. 用核医学的方法如何显示乳腺癌的转移情况?

2. 前哨淋巴结对手术有何意义?

参考答案和提示

1. 为了左右两侧对比,在患者的右乳的肿块周围注射 0.5ml,1mCi 的^{99m}Tc-硫胶体。注射药物后 30min、2h 分别行局部淋巴显像,选用高分辨率平行孔低能准直器,能峰 140KeV,患者取仰卧位,双上肢上举,充分暴露腋下淋巴结。用核医学的方法显示乳腺癌的转移情况:乳腺结节注射→ECT 探测→前哨淋巴结核素显像图→术中 γ 探针探测(如图 2-8-1,图 2-8-2)。

2. 前哨淋巴结的定义是淋巴液回流最先到达的淋巴结,也是癌细胞转移最初到达的淋巴结。此技术可预测多种实体瘤肿瘤区域淋巴结转移的状况。目前主要用于黑色素瘤、乳腺癌和大肠癌等肿瘤的临床研究。前哨淋巴结活检技术已在世界范围内展开,并认为是安全、有效和经济的方法,可使部分患者免于扩大淋巴清扫手术。有学者认为,前哨淋巴结技术是外科学的革命,其对大范围淋巴清扫和肿瘤分期提出质疑,不但向传统淋巴结转移概念提出了挑战,也为淋巴结组织病理检查、微转移灶判定和传统肿瘤分期提供了标准。

注射技术

皮下　　　　　　　瘤周　　　　　　　瘤内

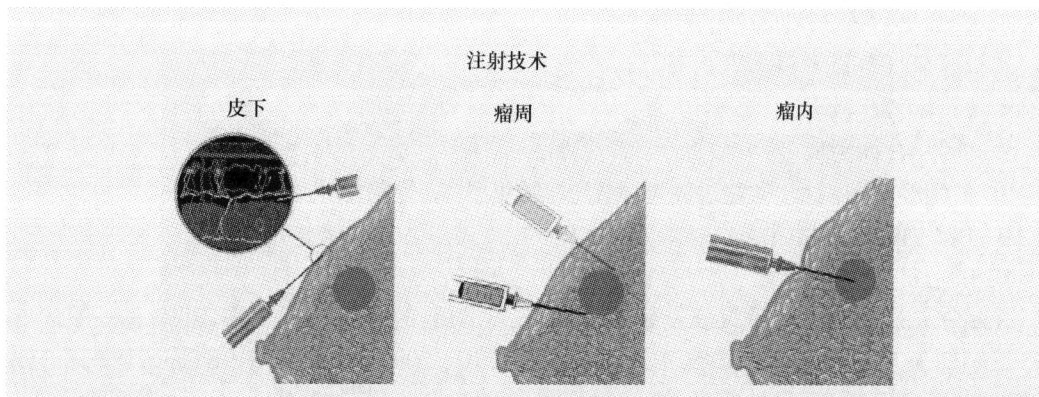

图 2-8-1　乳腺癌前哨淋巴结技术的注射方法

(从左至右:皮下注射,瘤周注射,瘤内注射)

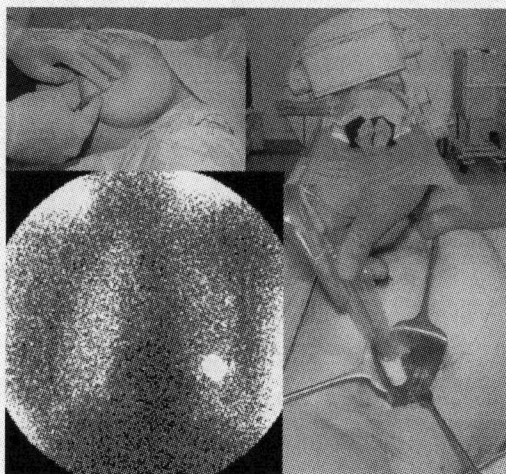

图 2-8-2　乳腺癌前哨淋巴结技术的操作图示

乳腺结节注射→ECT 探测→前哨淋巴结核素显像图→术中 γ 探针探测

复 习 题

一、单项选择题

1. 骨髓最常用的显像剂(　　　)

    A. ^{99m}Tc-硫胶体、^{99m}Tc-植酸盐和^{113m}In-胶体　　　　B. ^{99m}Tc-ECD、^{99m}Tc-RBC、^{99m}Tc-WBC

    C. ^{99m}Tc-EHIDA、^{99m}Tc-EC　　　　D. ^{99m}Tc-PYP、^{99m}Tc － MIBI

    E. ^{99m}Tc-DTPA、^{99m}Tc-MAA

2. 淋巴显像的常用显像剂(　　　)

    A. ^{99m}Tc-硫胶体、^{99m}Tc-右旋糖酐　　　　B. ^{99m}Tc-MIBI、Na^{99m}TcO$_4^-$ 溶液

    C. ^{99m}Tc-植酸盐和^{113m}In-胶体　　　　D. ^{99m}Tc-EHIDA、^{99m}Tc-EC

E. $^{99m}Tc\text{-}DTPA$、$^{99m}Tc\text{-}MAA$

3. 再生障碍性贫血可分为下列哪几种类型(　　)

A. 轻、中、重、极重

B. 荒芜型、抑制型、灶Ⅰ型、灶Ⅱ型、正常型

C. 骨髓轻度抑制型、骨髓过度增生型、骨髓正常型、骨髓荒芜型

D. Ⅰ型、Ⅱ型、Ⅲ型、Ⅳ型

E. 以上都不对

4. 在精原细胞瘤患者的后腹膜见到以下影像:①两侧的淋巴结不对称,其中有一侧的淋巴结明显大于对侧的淋巴结,但摄取核素较均匀;②两侧的淋巴结不对称,其中有一侧的淋巴结未见到明显的核素的分布,但另一侧的淋巴结显像无异常。请你判断一下,哪种可能性最大(　　)

A. 两种显像均可提示有肿瘤的转移。

B. 两种显像均可见到异常,但不能提示肿瘤的转移。

C. 第一种提示淋巴结的良性病变可能性大,第二种提示淋巴结的恶性转移病灶的可能性大。

D. 第二种提示淋巴结的良性病变可能性大,第一种提示淋巴结的恶性转移病灶的可能性大。

E. 以上都不对

5. 急性白血病未缓解期的常见骨髓影像特点是(　　)

A. 中心骨髓抑制,外围骨髓活性影像正常

B. 中心骨髓活性分布正常,外围骨髓局限性扩张

C. 中心骨髓抑制,外周骨髓扩张

D. 中心骨髓和外周骨髓均抑制

E. 中心骨髓活性分布正常,外围骨髓活性影像正常

6. 再生障碍性贫血,骨髓显像表现为外周黄髓髓腔中出现阶段性灶状显影的最常见部位是(　　)

A. 肱骨远端对称性节段性扩张　　　　B. 股骨远端对称性节段性扩张

C. 胫骨上段对称性节段性扩张　　　　D. 股骨骨干中段对称性节段性扩张

E. 肱骨近端对称性节段性扩张

二、填空题

1. 常用的骨髓显像剂_____。

2. 显像剂主要有三类,一类是放射性胶体物质如_____;第二类是_____;第三类为非胶体非颗粒的高分子化合物,如_____等。

3. 淋巴显像时,淋巴结长时间不显影,或淋巴链影中断伴远端放射性滞留,或出现侧支影像,或出现示踪剂反流,呈淋巴管影扩张,或肝脏不显影,皆提示_____。

三、简述题

1. 简述骨髓显像的原理及正常影像的表现。

2. 简述骨髓显像的临床应用。

3. 简述淋巴显像的临床应用。

复习题参考答案

一、单项选择题

1. A 2. A 3. B 4. C 5. B 6. D

二、填空题

1. ^{99m}Tc-硫胶体 ^{99m}Tc-植酸盐和^{113m}In-胶体

2. ^{99m}Tc-硫胶体 ^{99m}Tc-脂质体 ^{99m}Tc-右旋糖酐

3. 淋巴严重梗阻

三、简述题

1. 骨髓显像的原理及正常影像的表现:

答题要点:由于正常情况及绝大多数病理情况下,红骨髓中的血细胞生成细胞与网状内皮细胞的分布一致,故放射性胶体静脉注射后被骨髓中网状内皮细胞吞噬而显示的影像,可用于间接观察红骨髓的分布状态。正常成人主要见中央骨髓(包括中轴骨架的椎体、胸骨、肋骨、肩关节和骨盆诸骨骨髓)和颅骨骨髓显影,外周骨髓中只有肱骨和股骨的近心端1/3显影。儿童期整个四肢骨骨髓可以显影,至10岁左右接近成人分布。整体影像左右基本对称。肝脾内聚集放射性胶体很多,因此明显显影,常影响临床医师对下位胸椎和上位腰椎骨髓影像的观察。

2. 骨髓显像的临床应用:

答题要点:

(1) 血液病方面的应用:不同病种的骨髓影像表现常有一定的特异性,具有特殊的临床意义。本法有助于宏观地了解骨髓情况和随诊。

(2) 选择最佳的骨髓穿刺部位。

(3) 骨髓栓塞的诊断。

(4) 多发性骨髓瘤的诊断。

(5) 股骨头无菌性坏死的判断。

3. 淋巴显像的临床应用

答题要点:

(1) 淋巴瘤的辅助诊断:淋巴显像示一处或多处淋巴结影像增大或放射性明显增高,与淋巴管造影的对照相符率为80%,与淋巴结活检相符率为88%。

(2) 恶性肿瘤淋巴转移的诊断:常用于检查乳腺癌及泌尿生殖系统肿瘤有无淋巴转移。乳内淋巴、髂内或髂总淋巴影像异常对疾病分期、决定手术范围、确定放疗布野和预后估计都有参考价值。

(3) 先天性或寄生虫病所致淋巴系统严重梗阻的诊断。

(秦永德)

第九章　肿瘤与炎症

第一节　肺　癌

案例9-1

　　患者,男,68岁,患者因慢性咳嗽、咳痰10年,加重伴胸痛2个月入院。X线显示为左下肺占位。实验室检查:白细胞水平降低。胸腔穿刺:镜下血性胸腔积液。

问题

　　1. 根据症状和病史,该患者可能的诊断是什么?

　　2. 作为一个核医学科医生,在没有正电子显像设备的情况下,你应该如何利用现有的手段进行诊断?

　　3. PET/CT的影像特点是什么?

参考答案和提示

　　1. 根据症状和病史,该患者可能的诊断是肺癌。

　　2. 非特异亲肿瘤显像,如^{201}Tl、^{99m}Tc-MIBI、^{201}Tl、^{99m}Tc-MIBI等心肌显像剂也能被肿瘤细胞摄取,近年来作为一类亲肿瘤显像剂得到广泛应用。^{201}Tl的肿瘤摄取机制除了与肿瘤组织生长快、局部血供丰富,摄取增加有关外,还可能与Na^+、K^+-ATP酶泵的主动转运使肿瘤细胞摄取增加有关;而^{99m}Tc-MIBI的肿瘤摄取具有一定的特异性和肿瘤细胞较高的代谢所致的线粒体内膜负电位有关。^{99m}Tc-MIBI、^{201}Tl用于肺癌的诊断。

　　如果诊断明确,可进一步考虑^{99m}Tc-MIBI双时相亲肿瘤显像和^{99m}Tc-HL91乏氧显像。^{99m}Tc-MIBI双时相亲肿瘤显像可评估病变组织有无多药耐药性存在,而^{99m}Tc-HL91乏氧显像则可评估肿瘤组织内是否存在乏氧细胞,对于放化疗方案的制定有指导意义。

　　3. PET/CT显像显示左下肺病灶糖代谢异常增高,SUV值为7.5,提示为恶性肿瘤;PET/CT显像还提示了肿瘤的解剖影像,例如肺癌病灶有分叶、毛刺征和是否存在全身转移的肿瘤分期的信息等。

临床思维:肺癌

【原理】

　　恶性肿瘤组织较正常机体组织血流量增高,代谢活跃,氧利用率增高,葡萄糖利用率也增高。利用这一特点,人们将能够反映机体组织上述情况的正电子显像剂引入人体,用PET/CT显示其分布情况及其变化,以图像的形式诊断恶性肿瘤,如^{18}F-FDG与葡萄糖代谢途径一致,而进入细胞后滞留于细胞内不再继续代谢。引入人体后,由于恶性肿瘤组织血运丰富,葡萄糖酵解率增高,就会聚集较多的^{18}F-FDG,从而使肿瘤组织显像。恶性肿瘤经过有效治疗,其原有的高糖酵解特性会很快下降,远较肿瘤溶剂下降灵敏,因此,用^{18}F-FDG进行治疗前后的 PET 显像对比,可以观察疗效并估计预后。

【对肺癌的应用】

PET 对肺癌的价值在于:

(1)肺内孤立肿块良恶性的鉴别诊断:恶性者较良性聚集更多的^{18}F-FDG,差异明显。

(2)了解肺癌有无纵隔转移或远处转移:转移灶同原发灶一样可以聚集较多的^{18}F-FDG,这对于决定治疗方案十分有利。

(3)肺癌复发的再次分期:复发的肺癌生长速度及其转移情况也可依据其摄取^{18}F-FDG的量来判断。

(4)疗效评价和估测预后:经过有效的放疗、化疗或其他非手术疗法,肺癌组织摄取^{18}F-FDG会较治疗前减少;而治疗无效则相反。

第二节　淋　巴　瘤

案例 9-2

患者,男,26 岁,发现左腋下、颈前肿物 1 个月。检查发现双侧锁骨上、颈前触及肿大淋巴结。CT 检查提示:双侧锁骨上、颈前及纵隔淋巴结增大,直径约 1.0~2.5cm;腹部未见肿大淋巴结。右锁骨上肿物活检病理:淋巴结间变性大细胞。

问题

1. 根据症状和病史,该患者可能的诊断是什么?

2. 作为一个核医学科医生,在没有正电子显像设备的情况下,你应该如何利用现有的手段进行诊断?

3. PET/CT 的价值是什么?

参考答案和提示

1. 根据症状和病史,该患者可能的诊断是淋巴瘤。

2. 淋巴瘤主要靠活体组织检查确诊,确诊后应进一步分期,以便判断预后的确定治疗方案。核医学^{67}Ga 显像对淋巴瘤的阳性率平均为 85% 左右,其中霍奇金病阳性率较高,非霍奇金淋巴瘤较低。静脉注射^{67}Ga 后进行全身显像,能够观察到全身各淋巴结以外的部位有无放射性异常聚集,适用于淋巴瘤的分期。治疗后病灶若无活细胞生存或已纤维化,^{67}Ga 显像将转阴性,复发则又呈阳性,故本法有助于对疾病的疗效观察和监测有无复发。

3. PET/CT 对淋巴瘤的临床价值在于:

(1)较其他影像学手段相比,PET 定性诊断能独树一帜,其特异性是无可比拟的。

(2)可进行全身检查。

(3)可根据对^{18}F-FDG 等正电子肿瘤显像摄取程度定量评价淋巴瘤的恶性度。

(4)评价疗效。

(5)检测霍奇金和非霍奇金病有无复发。

第三节 炎 症

案例 9-3

患者,男,55 岁,不明原因发热 3 周入院。体格检查:T 37℃,P 86 次/分,R 20 次/分,体重 63kg,发育正常,营养中等,神志清醒,精神可,慢性病容貌,全身皮肤未见皮疹及出血点,无黄染,浅表淋巴结无肿大。咽部稍红,扁桃体不大,颈软,胸廓对称,双肺呼吸音清晰,心律规整,心率 86 次/分,心音有力,未闻及杂音。腹部平软,肝肋下 3cm,质韧,脾肋下 3cm,质韧。脊柱四肢无畸形,左下肢活动受限,表面无窦道,不红,无瘢痕。生理反射存在,病理反射未引出。实验室检查:白细胞 $8.92×10^9$/L,其中中性粒细胞 0.70,淋巴细胞 0.20;红细胞数为 $4.19×10^{12}$/L,血红蛋白 139g/L,血沉 60mm/h,血清蛋白及其比值正常,C-反应蛋白正常。

问题

1. 根据该患者的临床表现,你认为应该如何考虑应用放射性核素炎症显像对炎症病灶进行显像,为什么?

2. ^{18}F-FDG PET/CT 显像对发热患者的独特价值是什么?

参考答案和提示

1. 发热原因复杂,常见的发热:感染性发热;肿瘤性发热;免疫、结缔组织疾病性发热等。发热待查及软组织感染约有 1/4 病例系由感染病灶所致,这些患者往往无局灶性感染征候,采用 CT、MRI 或超声检查有时难于发现隐匿性病灶,而炎症核素定位检查可进行全身显像,往往可灵敏地显示活动性感染或炎症病灶。对于发热病程在 2 周以内者,其软组织感染多数为急性炎症,核素标记白细胞显像、核素标记 IgG 显像均能清晰显示急性软组织炎症或感染病变,具有较高的灵敏度与正确性;对于病程超过 2 周以上者,则用 ^{67}Ga 显像更为适宜,图像显示病灶部位有异常放射性浓集持续存在,且随时间而逐渐增强。核素白细胞显像中,如无异常发现,往往能排除体内有局灶性感染性病灶存在。

2. 不明原因发热是指发热持续 3 周以上及 3 次体温超过 38.3℃,经完整的病史询问、体格检查及常规实验室检查仍不能明确诊断者。长期不明原因的发热,感染性疾病占 40%~50%(其中结核病为首位,占 40%~50%),恶性肿瘤占 20% 左右(淋巴瘤为首位,占 50%),结缔组织病占 15% 左右。

^{18}FDG-PET/CT 显像是鉴别肿瘤的一种非创伤性、代谢性全身显像技术,可从生理、生化角度及细胞水平分析病变而不依赖病变大小、结构改变进行诊断。PET 在淋巴瘤的分期、治疗效果评价、预后判断、再分期及淋巴瘤诊断中的价值已得到广泛认同,而有关淋巴瘤伴发热或不明原因发热淋巴瘤的认识不足。国外有机构对 80 例不明原因发热、人类免疫缺陷病毒(HIV)阳性的患者进行 ^{18}F-FDG PET/CT 显像,结果表明,PET/CT 对淋巴瘤且 HIV 阳性者的诊断灵敏度及特异性均为 100%,且淋巴瘤患者 SUV(3.9~8.7)明显高于弓形虫病患者 SUV(0.14~3.7)、白血病患者 SUV(1.0~1.5),可见 18F-FDG PET/CT 显像对以长期发热为主的淋巴瘤有很好的诊断价值。因此,很适于与其他疾病相鉴别。

通常侵犯浅表淋巴结的淋巴瘤,体格检查较易发现;侵及纵隔或腹部的深部较大淋巴结的淋巴瘤也可由影像学检查发现;而对解剖大小没有明显改变的病变,常规影像学检查有一定局限性,而 PET/CT 可以较早地发现病灶,为进一步的穿刺活组织检查提供准确的定位信息。

随着免疫系统疾病的增加(特别是 HIV 阳性者),发热伴淋巴瘤的患者数将会增加,因此,要进一步提高对以发热为主要或首发症状淋巴瘤的诊断。与常规影像学方法比较,PET/CT 显像能提供代谢信息,可进行全身检查,能够了解全身情况以确定发热是否为肿瘤或其他原因所引起,有助于疾病的诊断;对淋巴瘤患者,尤其浅表淋巴结不大、骨髓穿刺阴性者可明确是否存在深部病变,对穿刺活组织检查有定位价值;可了解肝脏、脾脏的代谢状况及脾脏、骨髓是否有局部浸润现象。总之,^{18}F-FDG PET/CT 显像对发热患者的淋巴瘤筛查有独特的价值。

复 习 题

一、单项选择题

1. PET 显像使用的核素(　　)
   - A. 单光子
   - B. 双光子
   - C. 正电子
   - D. 负电子
   - E. X 射线

2. PET 设备必须具备(　　)
   - A. 发生器
   - B. γ 计数器
   - C. 功能仪
   - D. 小型回旋加速器
   - E. 以上都不是

3. PET 显像主要在哪些方面发挥重要作用(　　)
   - A. 神经、内分泌、消化
   - B. 神经、心血管、骨骼
   - C. 呼吸、消化、血液
   - D. 神经、心血管、肿瘤
   - E. 以上都不是

4. PET 显像又称为(　　)
   - A. 解剖显像
   - B. 分子显像
   - C. 原子显像
   - D. 血流显像
   - E. 阳性显像

5. PET 显像可以显示(　　)
   - A. 解剖形态
   - B. 器官功能
   - C. 代谢
   - D. 受体
   - E. 显微结构

6. 炎性灶显像的显像剂为(　　)
   - A. ^{99m}Tc-硫胶体
   - B. ^{99m}Tc-PYP
   - C. ^{99m}Tc-RBC
   - D. ^{113m}In-胶体
   - E. ^{111}In-白细胞

二、填空题

1. PET 检查必须使用能够产生＿＿＿＿＿的超短半衰期核素制备的显像剂,这类显像剂引入人体之后,根据该显像剂的特定＿＿＿＿＿,按照一定的规律,在人体内分布,且随时间发生一定变化。

2. 与 SPECT 不同的是 PET 不需要利用＿＿＿＿＿对射线的来源进行定位,而是利用两个相对应的探测器对湮没辐射的＿＿＿＿＿作符合测定。

3. 由于 PET 是在_____水平上显示生物物质相应生物活动的空间分布、数量及其随时间的变化,故又被称为生化显像或_____显像。

4. PET 检查所使用的显像剂均由_____制备,超短半衰期核素由小型回旋加速器产生,PET 设备必须配备_____,这也是 PET 设备较昂贵的原因之一。

5. 肿瘤 PET 显像方法主要包括:①肿瘤_____PET 显像;②肿瘤_____PET 显像;③肿瘤_____PET 显像。

三、简答题

1. 肿瘤非特异显像剂有哪些?

2. 肿瘤^{18}F-FDG PET/CT 显像的原理是什么?

3. 肿瘤^{18}F-FDG PET/CT 显像的适应证是什么?

复习题参考答案

一、单项选择题

1. C   2. D   3. D   4. B   5. E   6. E

二、填空题

1. 正电子   生物学行为

2. 铅准直器   一对光电子

3. 分子   分子

4. 短半衰期   小型医用回旋加速器

5. 血流灌注   代谢   受体

三、简答题

1. 答题要点:肿瘤非特异显像剂包括:^{67}Ga,^{201}Tl,^{99m}Tc-MIBI,^{99m}Tc-MDP,^{99m}Tc-(V)-DMSA,^{123}I-MIBG,^{99m}Tc-HL91 等。

2. 答题要点:其显像原理是,恶性肿瘤细胞分裂增殖异常旺盛,需要消耗大量能量,同时肿瘤细胞膜高表达葡萄糖转移蛋白,如 Glut1,Glut3 等,静脉注射^{18}F-FDG 后,随血液循环到达肿瘤发生部位,通过肿瘤细胞膜高表达的葡萄糖转运蛋白进入肿瘤细胞内,在细胞内己糖激酶作用下,磷酸化为 6-磷酸-^{18}F-FDG,由于^{18}F-FDG 与葡萄糖分子结构的差异,不能参与葡萄糖的进一步代谢,滞留在细胞内而显像。

3. 答题要点:适应证包括 5 条。

(1) 恶性肿瘤的定位、定性诊断及良恶性鉴别诊断。

(2) 恶性肿瘤转移灶的搜寻及肿瘤分期。

(3) 帮助临床医生设计和决定肿瘤治疗方案。

(4) 寻找转移癌的原发灶。

(5) 评价恶性肿瘤的治疗效果。

(秦永德)

第十章 核素治疗

第一节 甲状腺功能亢进的治疗

案例 10-1

患者,男,34岁。主诉:心累、颈大、多汗、体重下降、反复周期性瘫痪2月。现病史:在当地医院接受10% KCl 10ml+5% GNS 500ml 治疗,每天2次,共7天,效果不明显,周期性瘫痪仍时有发作。体格检查:双眼前突,甲状腺Ⅱ°肿大(约45g),质中,猫喘和血管鸣阳性,心率110次/分,律齐。甲状腺摄^{131}I率检查:4h 62.5%,24h 72.8%。甲状腺功能测定:TT$_3$ 11.0nmol/L,TT$_4$ 410nmol/L,TSH<0.003mU/L,FT$_3$ 58.0pmol/L,FT$_4$>65.0pmol/L。甲状腺显像(^{99m}Tc):甲状腺弥漫性肿大。诊断:甲状腺功能亢进。

治疗经过:入院当天,给予补达秀1g tid 口服,患者于入院后第2天又发生周期性瘫痪,给予0.9% NaCl 溶液 500ml+10% KCl 溶液 10ml 静脉滴注,周期性瘫痪未缓解并持续加重,由双下肢瘫痪发展为双上肢无力、瘫痪,并伴呼吸困难。紧急转入我院内分泌科抢救。

急查电解质:血 K$^+$ 1.9 mmol/L(3.5~5.5 mmol/L),Na$^+$ 138 mmol/L(135~145 mmol/L),Cl$^-$ 112 mmol/L(96~106 mmol/L)。给予0.9% NaCl 溶液 500 ml+10% KCl 溶液 15ml 静脉滴注,每日上、下午各1次,共3天。周期性瘫痪有所减轻,但仍时有发作。多次查电解质均示低血钾、高血氯。由于低钾纠正不满意,且血氯始终较高,故考虑患者有可能合并高氯性代谢性酸中毒。做血气分析:血酸碱度(pH) 7.30(7.35~7.45);二氧化碳分压(PCO$_2$) 2.3kPa(4.67~6.00kPa);碱剩余(BE) −14.20mmol/L(−3~+3mmol/L);碳酸氢根(HCO$_3^-$) 9.60mmol/L(21~28mmol/L),结果表明患者合并高氯性代谢性酸中毒。给予5%NaHCO$_3$溶液 100ml+0.9% NaCl 溶液 500ml+10% KCl 溶液 15ml 静脉滴注,每日2次,共4天。酸中毒被纠正,血钾浓度很快恢复正常,周期性瘫痪随之缓解和控制。

临床思维:甲状腺功能亢进

【临床表现】

甲状腺功能亢进周期性瘫痪属于甲状腺功能亢进性肌病的一种。

甲状腺功能亢进性肌病包括甲状腺毒性肌病、周期性瘫痪、重症肌无力。

(1)其中以甲状腺毒性肌病最常见,约占甲状腺功能亢进性肌病的60%~90%,主要表现为肌肉无力,严重时发生肌肉萎缩。治疗主要是控制甲状腺功能亢进,甲状腺功能亢进控制后可良好恢复。

（2）周期性瘫痪多为低钾性瘫痪，常在甲状腺肿大伴突眼患者中发生，以男性多见，发作呈周期性，可反复出现和自行缓解，严重时需及时治疗防止发生呼吸肌麻痹，危及患者生命。甲状腺功能亢进控制后周期性瘫痪发作可随之减少、恢复。

（3）重症肌无力在甲状腺功能亢进患者中少见，仅占 1%~2%。

第二节 甲状腺功能亢进伴巨大甲状腺肿

案例 10-2

患者，女，19 岁。主诉：甲状腺功能亢进病史 8 年，^{131}I 治疗后 3 个月。病史：8 年前无明显诱因出现"颈粗，手抖，乏力，易激多食"，当地诊断为甲状腺功能亢进。给予 ATD（甲巯咪唑），$VitB_4$，$VitB_1$，甲状腺素片等治疗后，甲功水平恢复到正常，"甲状腺功能亢进"症状缓解。但停药后，甲状腺功能亢进症状复现，甲状腺从 I°逐渐增加到 III°肿大，且出现了肝功能受损，给予联苯双酯、肌苷对症处理。治疗期间，曾将甲巯咪唑调整为 PTU。服用赛治有过敏现象。因甲状腺功能亢进症状经过长期内科药物治疗，没有得到根本缓解，于 3 个月前作 ^{131}I 治疗，给予 ^{131}I 16mCi 治疗，服药后甲状腺功能亢进症状有所缓解，甲状腺有所减小，体重增加 5kg。现禁碘，停甲巯咪唑两周，入住我科复查。体格检查：T 36.5℃，P 115 次/分，R 20 次/分，BP 125/80mmHg。"甲亢"面容，双眼突，Stellwag 阳性，Graefe 阳性，Mobius 阳性，Joffroy 阳性。甲状腺 III°肿大，伴有震颤，可闻及血管杂音。心率 115 次/分，律不齐，未闻及病理性杂音。

实验室检查：甲状腺摄 ^{131}I 率检查，4h 78.7%，24h 72.8%，高峰前移。甲状腺功能测定，TSH 0.013mU/L，FT_3>50.00 pmol/L，FT_4>100.0 pmol/L。甲状腺显像（^{99m}Tc）示甲状腺弥漫性肿大。肝功示 ALT 116U/L，AST 83U/L，GGT 55U/L。诊断为 Graves 病。

治疗：

（1）美托洛尔，50mg Bid 控制心率。

（2）联苯双酯，10 粒 Tid，肌苷片 0.4 Tid。

（3）^{131}I 12 mCi。

（4）地塞米松，0.75mg Tid，维生素 C 0.2g，Tid。

问题

1. Graves 病伴巨大甲状腺肿的原因是什么？

2. 治疗方案是什么？

3. ^{131}I 治疗的效果和预后怎样？

参考答案和提示

1. Graves 病伴巨大甲状腺肿的原因　在长期内科治疗过程中，部分患者用药不当，间断服药或合用含碘物，造成甲状腺和垂体轴反馈失衡，引起 TSH 的波动，使甲状腺明显肿大。

2. Graves 病伴巨大甲状腺的治疗方案　现代治疗方法主要有三种：ATD，外科手术及 ^{131}I 治疗。

(1) 巨大甲状腺由于腺体巨大，上极有的高达下颌角，下极抵达胸骨后，峡部肥大，两侧叶可压迫、推挤、包绕颈部大血管，腺体血管粗大，气管被推压移位甚至软化，这给手术操作带来困难，容易引起大出血，及损伤甲状腺周围重要组织器官而引起不良后果，如发生喉返神经损害、甲状旁腺功能减低和出血性梗死等并发症。若有气管变窄或软化则可能出现急性窒息、死亡。因此，手术操作应十分谨慎。

(2) 巨大甲状腺肿大的 Graves 病曾是手术治疗的禁忌证。甲状腺明显肿大的患者，服用 ^{131}I 后可加重甲状腺肿大，从而发生压迫症状，特别是对气管的压迫可造成呼吸困难。但近年来大量临床实践说明，用 ^{131}I 治疗巨大甲状腺肿（伴有或不伴有甲状腺功能亢进），未见由于甲状腺肿大而导致压迫和阻塞症状加重的报道。^{131}I 治疗后甲状腺明显缩小，既起到治疗作用，又达到美容目的。所以，现在认为 ^{131}I 治疗巨大甲状腺肿是安全、有效的方法。

(3) 由于服用的 ^{131}I 剂量较大，对该类治疗患者，应尽量避免发生甲状腺功能亢进危象的一系列诱因。可同时予口服 ^{131}I 后 24h 后，服用 ATD 治疗和氢化可的松（分别用 1~4 个月和 21 天），阻止甲状腺激素大量生成及利用，从而减少外周血中甲状腺激素水平，减轻患者在服 ^{131}I 后所引起的高代谢症候群，使甲状腺功能恢复过程加速，防止危象发生。严重甲状腺功能亢进患者服用 ^{131}I 前应使用 ATD。Brogioni 等在 ^{131}I 治疗 Graves 病中合用碳酸锂，认为可通过阻止碘从甲状腺释放，使甲状腺迅速而明显地缩小，较快控制甲状腺功能亢进，同时可消除治疗后 FT_3、FT_4 的短期增加。

(4) 对 ^{131}I 治疗患者，常规要求空腹，以便吸收。但在空腹状态给予大剂量 ^{131}I 时，容易对胃黏膜造成直接照射损伤而引起放射性胃炎，出现恶心、呕吐等消化道症状。因此，要求患者在服用 ^{131}I 前 2h 饮用流质饮食（如：牛奶、米糊等），对胃黏膜形成保护层，避免 ^{131}I 对胃黏膜直接照射而引起的损伤。

3. ^{131}I 的剂量　^{131}I 治疗 Graves 病时，甲状腺体积减小与所用剂量强度呈依从关系，当吸收剂量达 200Gy/g 时，甲状腺体积（包括治疗前甲状腺肿大达 175mL 者）可平均减少 67%，与手术相比，^{131}I 在巨大甲状腺肿大的 Graves 病的治疗中应优先使用。

第三节　甲状腺癌的治疗

案例 10-3

患者，女，40 岁。1992 年体检发现左甲状腺肿块。甲状腺显像为冷结节。血 Tg 88μg/L，在外院行左甲状腺全切术，术后病理为甲状腺乳头状癌。1995 年 2 月开始咳嗽，痰中带血丝。胸片示肺转移，转我院作 ^{131}I 治疗。

^{131}I 治疗前实验室检查：血清 T_3、T_4、TSH 均正常，Tg 115μg/L，白细胞 $4.2×10^9$/L，红细胞 $4.47×10^{12}$/L，血小板 $159×10^9$/L。X 线胸片示双肺纹理增多、粗乱；右中下肺，左肺门旁见弥漫性点状影，提示甲状腺癌肺转移。^{131}I 全身显像示颈部甲状腺部位见放射性聚集；双肺放射性浓聚，提示甲状腺残留并双肺转移。^{131}I 治疗：1995 年 7 月首次口服 ^{131}I 2.59GBq（70mCi）

以清除残留甲状腺。1995 年 12 月~1998 年 6 月,两年半间共治疗 8 次,口服^{131}I 45.9GBq(1240mCi)。

治疗后检查:Tg 10μg/L,红细胞、血小板正常,白细胞 5.5×10^9/L。X 线胸片未见双肺转移病灶。^{131}I 全身显像示未见双肺有异常放射性浓聚。

案例 10-4

患者,女性,50 岁。1996 年发生左肱骨病理性骨折,怀疑原发灶为甲状腺癌。11 月作双侧甲状腺全切术。病理示滤泡状癌。

^{131}I 治疗前检查:血 Tg 182μg/L;X 线胸片示双肺粟粒性阴影,提示甲状腺癌肺转移;^{131}I 全身显像示颈部甲状腺部位、双肺及两侧肱骨、左侧髂骨见异常放射性浓聚,提示颈部、双肺及骨转移;全身骨扫描示左右肱骨、胸椎、左髂骨骨转移。^{131}I 治疗:1996 年 12 月~1998 年 4 月,共接受^{131}I 治疗 5 次,总剂量 35.2GBq(950mCi)。

治疗后检查:血 Tg 41μg/L;^{131}I 全身显像示左侧髂骨见异常放射性浓聚,全身其余部位未见明显的异常放射性分布;全身骨扫描(于治疗前相比较)示左右肱骨放射性浓聚消失,左髂骨病灶见中间坏死区,周边有放射性浓聚。

临床思维:甲状腺癌

【分类】

甲状腺癌是一种较常见的肿瘤,可以分为腺癌和甲状腺髓样癌两类。

1. 腺癌又分为 ①分化良好的乳头状癌和滤泡状癌;②未分化癌。

2. 髓样癌的恶性程度高于腺癌;腺癌中未分化癌恶性程度最高,其次是滤泡状癌,最低是乳头状癌。在这四种甲状腺癌中分化良好的乳头状癌和滤泡状癌具有摄^{131}I 功能。^{131}I 可浓集在癌组织内,发射的 β 射线对肿瘤产生电离辐射,达到消灭肿瘤细胞或延缓其发展的目的,产生很好的治疗效果。乳头状癌恶性程度低于滤泡状癌,但易转移至颈部淋巴结,而其摄^{131}I 功能不及滤泡状癌。滤泡状癌恶性程度相对较高,常转移的部位是肺和骨,但摄^{131}I 功能极好,浓集在肿瘤灶的^{131}I 相当多,因此其治疗效果也很好。

用^{131}I 治疗这两种癌的转移灶非但可以控制肿瘤的发展,而且可以达到治愈的效果。这是核医学的优势,任何方法均不能与其相比。

案例 10-5

患者,女,32 岁,汉族。主诉:因甲状腺癌术后 4 年,2 次^{131}I 治疗后入院。入院时间:2005 年 3 月 14 日。病史:2001 年发现颈部包块,2001 年 10 月于当地医院行甲状腺次全切除术,术后病检为甲状腺乳头状癌。2001 年 12 月予以 100mCi ^{131}I 进行首次去除。2002 年 4 月复查,因甲状腺残留予以 100mCi ^{131}I 进行再次去除。2002 年 5 月~2005 年 2 月因经济原因,一直未再复查。2005 年 3 月复查。入院前已经停优甲乐 23 天,禁碘 1 个月,入院时自觉怕冷、食欲减退。体格检查:颈部长约 15cm 的手术瘢痕,未及肿大浅表淋巴结。

实验室检查:TSH>100mU/L (0.3~5.0mU/L);FT_3 1.41pmol/L(3.6~7.5pmol/L);FT_4 2.23pmol/L (13.0 ~ 23.0pmol/L); Tg < 0.1μg/L (1 ~ 50μg/L); TgAb 845.4U/L (0~115U/L)。血常规:血生化正常。^{131}I-全身扫描(WBI)示甲状腺床区无残留甲状腺组织,无转移征象。X 线胸片示心肺未见异常。颈部彩超示未见长大淋巴结。治疗:未进行特殊治疗。

临床思维:甲状腺癌

【核素治疗】

分化型甲状腺癌(DTC)的核素治疗是在外科手术全切或次全切除甲状腺后进行,不论有无功能性转移灶,首先用 ^{131}I 去除残留甲状腺组织,然后行甲状腺激素替代治疗;DTC 的最佳治疗方案应是外科手术伤口愈合后,即行 ^{131}I 去除残留甲状腺组织,然后行甲状腺激素替代治疗。实施这一方案的效果明显优越。就复发率而言,单纯手术治疗为 32%,手术治疗+替代治疗为 11%,手术治疗+^{131}I 治疗+替代治疗为 2.7%。就病死率而言,手术治疗+^{131}I 去除:单纯手术治疗为 1:1.38~1:5.2。

【病例分析】

对已完全去除的甲状腺癌患者进行随访复查,Tg、TgAb 和 ^{131}I-WBI 三项检查有着重要的价值。如何综合分析这三项检查结果是我们需要掌握的重点。Tg 阳性,^{131}I-WBI 阴性这种情况,应积极治疗。此病例特点是:经手术和 2 次 ^{131}I 治疗后,已达完全去除。此次入院复查中,Tg 阴性/TgAb 阳性,^{131}I-WBI 阴性等检查未发现转移灶。在临床工作中,我们经常遇到这种情况。对此,我们如何分析和进一步处理?

要综合分析 Tg 阴性/TgAb 阳性,^{131}I-WBI 阴性这种情况,我们首先要熟悉各种检查的测量方法、影响因素和优缺点等;然后查阅相关研究,明确其临床意义。对于 Tg 阴性/TgAb 阳性,^{131}I-WBI 阴性等检查未发现转移灶这种情况,应长期随访,可不停优甲乐每半年随访一次。TgAb 持续升高超过 1 年者应怀疑有转移,可能性大约 50%,应进一步寻找转移灶。

第四节 骨转移癌的治疗

案例 10-6

患者,男,67 岁,体重 74kg。1994 年因前列腺癌作双侧睾丸切除术,因术前已发现骨转移,并有多处疼痛以右骶髂关节处为明显,故术后 3 个月做 ^{153}Sm-EDTMP 治疗。自 1994 年 12 月~1996 年 2 月,15 个月内,前后给予 7 次治疗,总放射量达 18.6 GBq(503mCi)。

治疗前后血象观察：治疗前，白细胞 $5.2 \times 10^9/L$，红细胞 $3.38 \times 10^{12}/L$，血小板 $233 \times 10^9/L$；15 个月内 7 次 ^{153}Sm-EDTMP 治疗期间及治疗后相当一段时间内的血象基本稳定，白细胞自 $5.2 \times 10^9/L$ 逐步下降到 $3.5 \times 10^9/L$，红细胞自 $3.38 \times 10^{12}/L$ 逐步下降到 $3.1 \times 10^{12}/L$，血小板自 $233 \times 10^9/L$ 逐步下降到 $160 \times 10^9/L$；7 次治疗后 2 个月时，复查血象为白细胞 $3.6 \times 10^9/L$，红细胞 $3.42 \times 10^{12}/L$，血小板 $181 \times 10^9/L$。

治疗前后 X 线检查：治疗前骨盆 X 线片示右髂骨内侧延伸至髋骨上方骨质密度异常增高，其边界不规则，诊断为前列腺癌成骨性骨转移；7 次 ^{153}Sm-EDTMP 治疗后 7 个月，骨盆 X 线片示成骨性转移灶较前明显缩小，提示 ^{153}Sm-EDTMP 治疗取得明显效果。

7 次 ^{153}Sm-EDTMP 治疗后 3 年，骨盆 X 线片示该髂骨处成骨性骨转移进一步好转，其病灶缩小几近消失，提示 ^{153}Sm-EDTMP 治疗取得明显效果。

治疗前后 ^{99m}Tc-MDP 骨显像：治疗前 ^{99m}Tc-MDP 骨显像示颅骨、颈椎、胸椎、腰椎和双侧肩、肋、骨盆、髋及左股骨、膝部、胫骨可见广泛骨转移灶，浓集灶共达 40 余处，其中右骶髂、髋关节处呈大块浓聚影；首次 ^{153}Sm-EDTMP 治疗后两周疼痛感消失；第二次 ^{153}Sm-EDTMP 治疗时显像示病灶影明显抑制；第三次 ^{153}Sm-EDTMP 治疗时骨显像仅有半数病灶显示；7 次 ^{153}Sm-EDTMP 治疗后 9 个月时做 ^{99m}Tc-MDP 骨显像，除颅骨和右髂骨处尚有局限性的残余病灶处有浓聚增高影外，全身其他部位骨转移灶影均消失。

案例 10-7

患者，男，71 岁，体重 65kg。半年来，进行性排尿困难伴腰痛，扪诊前列腺肥大。肛诊前列腺质硬，表面结节状，PSA 明显增高，骨显像示全身多发性异常浓聚影。诊断为前列腺癌骨转移。即做双睾丸切除术和前列腺部分摘除术。术后接受 ^{89}Sr 治疗，剂量 111 GBq(3mCi)。

疗效观察：治疗后 6 周骨痛明显改善，仅有与天气有关的腰部酸痛感，可不用镇痛药。治疗后 10 周，骨痛完全消失。治疗后 4 个月内血象平稳。

治疗前骨显像示全身多发性异常浓聚影，遍及胸椎、腰椎、骨盆和双肩、双肋及颅骨，异常浓聚灶 59 处，尤以 $T_{12} \sim L_4$ 脊柱段高度浓聚。治疗后 4 个月全身异常浓聚大部分消失，仅有 2 处轻度浓聚影。

临床思维：骨转移瘤

【病因及病理】

恶性骨转移瘤是由原发恶性肿瘤转移至骨所致，转移的部位以扁骨为多。骨转移瘤主要来源于肺癌、乳腺癌、前列腺癌等。患者到了晚期，一是引起病理性骨折，行走困难和神经压迫症状；二是产生骨痛。骨痛主要是骨内膜和骨外膜受到转移瘤生长所产生的张力和压迫所致。所以，抑制骨转移瘤的生长，减轻骨痛，提高患者的生存质量至关重要。放射性核素治疗恶性骨转移瘤具有确切、肯定的疗效。其原理主要是利用其与骨组织有较高的亲和力，静脉注射后能浓聚在骨转移瘤部位，利用其发射的 β 射线，对骨转移瘤进行照射,达到抑制和破坏肿瘤的目的,同时还能缓解疼痛。

【治疗】

常用的放射性药物有^{153}Sm-EDTMP,半衰期46.27h;^{186}Re-HEDP,半衰期3.8d;他们发射β射线用于治疗,同时β射线还可以显像,便于观察疗效;^{89}SrCl$_2$半衰期,50.5d,发射纯β射线,主要用于治疗,不能显像,它可直接渗入肿瘤细胞内引起DNA的损伤,病灶与正常骨的摄取比值为5∶1,肿瘤组织接受的剂量比正常组织多。

【治疗方法的比较】

放射性核素治疗恶性骨转移与其他治疗方法比较:

1. 与外照射治疗相比较 外照射治疗对单发的大病灶效果好,大多数治疗后疼痛减轻或缓解明显,但多发病灶应首选核素内照射治疗,外照射的毒副反应比内照射重,如:脱发,消化道症状等,停止治疗或对症治疗后症状可以改善。

2. 与化学治疗相比 临床常采用激素(如雌激素)和化学制剂(如:5-氟尿嘧啶,阿克达,博宁等)治疗骨转移瘤,这些药物是全身用药,而放射性核素治疗是靶向治疗,所以化疗的全身不良反应大,效果差,没有特异性,甚至有些肿瘤对化疗不敏感,达不到预期的治疗效果。

第五节 血管瘤的敷贴治疗

案例 10-8

患儿,女,出生后45天。上眼睑单纯性血管瘤,并累及眼睑内侧黏膜。作^{90}Sr-^{90}Y敷贴治疗一个疗程,总吸收剂量10~15Gy(1000~1500rad)。治疗后随访3年,原病损处可见表浅少量毛细血管。治疗时遵循既治病,又要尽量保护面容的原则。尤其病损位于上眼睑,所以敷贴治疗时要注意保护眼角膜避免造成损害,尽量避免较重的色素沉着或色素脱失。

案例 10-9

患儿,男,出生后5个月。头顶部单纯性血管瘤。^{90}Sr-^{90}Y敷贴治疗2个疗程,总吸收剂量20~25Gy(2000~2500rad)。治疗后随访3年,原病损处可见表浅少量毛细血管,原病损处毛发脱失。本例特点是血管瘤发生于头部,为了尽量避免病变痊愈后毛发的减少,敷贴治疗的要点是,每次及每疗程吸收剂量要相对小一些,可用增加疗程的方法达到治愈的目的。

案例 10-10

患儿,男,出生后3个月。腹股沟处单纯性血管瘤。^{90}Sr-^{90}Y敷贴治疗1个疗程,吸收剂量5~10Gy(500~1000rad)。3个月后随访,有边缘性复发。再次治疗1个疗程,吸收剂量同上,随访2年,未见复发,病损处有轻度色素脱失。本例特点是血管瘤发生于腹股沟处,婴幼儿此处皮肤不易舒展,敷贴治疗时易造成吸收剂量不均匀,加之易出汗藏污而感染,所以主要的治疗原则是避免感染。另一引起注意的是边缘性复发,避免的方法是防护铅橡皮开窗时窗口应大于周围病变3~5mm,使肉眼难以发现的潜在病灶同时得到照射。

案例 10-11

　　患儿,女,出生后 7 个月,右上臂混合状血管瘤,以海绵状血管瘤损害为主要表现。

　　表面单纯性血管性血管瘤皮损可通过 ^{90}Sr-^{90}Y 敷贴治疗 2 个疗程,总吸收剂量 15～20Gy(1500～2000rad)。皮下海绵状血管瘤,病损深,面积大,单纯敷贴治疗难以治愈,^{32}P 胶体介入治疗效果好。

临床思维:血管瘤

【病因及病理】

　　血管瘤是临床上常见的,起源于中胚叶的先天性良性肿瘤。其病因是局部血管壁先天发育不良,导致毛细血管扩张,所以其基本的病理改变是扩张的毛细血管相融合,血液充斥其中。在出生时或出生后不久即出现于皮肤、黏膜,甚至肝脏、肌肉等。全身各部位皮肤均可发病,婴幼儿发病率在 2% 左右。成人的皮肤血管瘤,多数是婴幼儿时期的病变未引起重视的结果。

【治疗】

　　对于血管瘤的治疗观点有两种:传统观点认为皮肤血管瘤只需认真观察,不用积极治疗,75%～80% 的病例可以不治自愈,即使不愈到 5 岁之后再治也不晚。另一种观点是大部分的血管瘤患者很难不治自愈,尤其是海绵状血管瘤和混合状血管瘤,不治自愈的可能性小,因为得不到及时治疗而引起终生功能障碍甚至残疾的病例也不少,而且血管瘤的治愈与治疗时间的早晚关系密切。这种观点认为,婴幼儿时血管瘤相对局限,对射线敏感性高,容易治愈;随着年龄的增长,瘤体扩大,对射线敏感性降低,即使是皮肤单纯性血管瘤,因贻误治疗致残的也不少见。超过 5 岁以后,即使治疗,效果也不及婴幼儿期的疗效,一是疗程长,二是易发生色素脱失、色素沉着等后遗症。因此,血管瘤还是早治疗为好。

　　血管瘤的治疗方法有手术、激光、冷冻、注射硬化剂、热凝固疗法、电灼、深部 X 线、放射性同位素敷贴、口服皮质类固醇及多种方法联合治疗等。每一种方法都有一定的优缺点,应根据具体情况适当选用。

复 习 题

一、单项选择题

1. ^{131}I 治疗甲状腺功能亢进如果第一疗程后效果不满意,至少要间隔几个月才能进行第二次治疗(　　)

　　A. 2 个月　　　　　　　　　B. 3 个月　　　　　　　　　C. 6 个月

　　D. 9 个月　　　　　　　　　E. 1 年

2. 放射性核素治疗主要是利用哪种射线(　　)

　　A. α 射线　　　　　　　　　B. γ 射线　　　　　　　　　C. β 射线

　　D. X 射线　　　　　　　　　E. 正电子

3. ^{131}I 治疗甲状腺功能亢进的最适应证是（　　）

   A. 弥漫性中度甲肿病情中等的甲状腺功能亢进　　　B. 结节性甲肿伴甲状腺功能亢进

   C. 重度甲状腺功能亢进　　　　　　　　　　　　D. 轻度甲状腺功能亢进

   E. 甲状腺功能亢进危象

4. ^{131}I 治疗甲状腺功能亢进不适于哪种情况（　　）

   A. 肾功不全者　　　　　　　B. 有手术禁忌证者　　　　　C. 抗甲状腺药物过敏者

   D. 甲状腺弥漫中度肿大病情中等者　　E. 甲状腺功能亢进术后复发

5. 用 ^{131}I 治疗甲状腺癌转移灶不适用于（　　）

   A. 分化较好的功能性转移灶　　　B. 转移灶经用 TSH 刺激后有摄 ^{131}I 功能

   C. 转移灶无摄 ^{131}I 功能　　　　D. 甲状腺滤泡型癌,转移灶有摄 ^{131}I 功能

   E. 甲状腺全切后转移灶有摄 ^{131}I 功能

6. ^{131}I 治疗 Graves 甲状腺功能亢进具有安全、简便、疗效好、毒副作用小等优势,其治疗机制是（　　）

   A. 抑制碘的有机化以减少甲状腺激素的合成

   B. 抑制过氧化物酶的效应

   C. 减轻甲状腺功能亢进的高代谢状态

   D. 破坏甲状腺组织以减少甲状腺激素的合成

二、A_2 型选择题

选出一个相应疾病的诊断标准,写出相应字母即可

   A. 不停药查 T_3、T_4、TSH 正常

   B. 停药 6 周查 T_3、T_4、TSH 正常

   C. 停药查 T_3、T_4、TSH 正常,TRH 兴奋试验呈过度反应

   D. 不停药查 T_3、T_4、TSH 正常,TRH 兴奋试验正常,甲状腺素抑制试验受抑

   E. 停药 6 周后查 T_3、T_4、TSH 正常,甲状腺素抑制试验正常

1. 甲状腺功能亢进被控制（　　）

2. 甲状腺功能亢进缓解（　　）

3. 甲状腺功能亢进治愈（　　）

三、问答题

1. 放射性核素治疗的原理是什么?

2. 如何用核医学方法诊断甲状腺功能亢进、监测抗甲状腺药物用量及判断疗效?

3. ^{131}I 治疗甲状腺功能亢进症的适应证?

4. ^{131}I 治疗甲状腺功能亢进症的禁忌证?

5. 放射性核素治疗转移性骨肿瘤的适应证有哪些?

6. β 射线敷贴治疗主要适用于哪些皮肤疾患?

复习题参考答案

一、单项选择题

1. C　2. C　3. A　4. A　5. C　6. D

二、A_2 型选择题

1. A   2. B   3. E

三、问答题

1. 放射性核素治疗的原理是什么？

   答题要点：根据不同的疾病选用不同的放射性核素，所选核素能选择性聚集于病变组织，利用放射性核素发出的 β 粒子的电离辐射生物学效应，抑制或破坏病变组织达到治疗目的。

2. 如何用核医学方法诊断甲状腺功能亢进、监测抗甲状腺药物用量及判断疗效？

   答题要点：诊断甲状腺功能亢进价值顺序为高灵敏 TSH>FT_3>FT_4>TT_3>TT_4。但由于高灵敏 TSH 和 FT_3、FT_4 测定方法尚未普遍应用，临床上诊断甲状腺功能亢进首选 TT_3、TT_4、TSH。TT_3 灵敏度较 TT_4 高，同时测 TT_3、TT_4 可提高诊断甲状腺功能亢进的效率并且可以分型。当 TBG 容量有变化时，应测 FT_3、FT_4。如上述试验不能诊断时还可作甲状腺摄^{131}I 试验、甲状腺素抑制试验和 TRH 兴奋试验。甲状腺功能亢进时吸碘率增高，峰时前移，甲状腺素抑制试验不受抑制，TRH 兴奋试验呈低反应或无反应。

   监测抗甲状腺药物用量，亦选用 TT_3、TT_4、TSH 不停药测 TT_3、TT_4、TSH。T_4 比 T_3 下降得早，当 T_3、T_4、TSH 都降至正常时才表明甲状腺功能亢进得以控制用药量适当。当 T_3、T_4 或 T_4 低于正常、TSH 似高于正常，提示药量太大，应适当减量，如 T_3、T_4 或 T_3 仍高于正常，表明药量不够，应适当加量。

   判断疗效：应停药 6 周后测 T_3、T_4、TSH，当 T_3、T_4、TSH 均正常时，表明甲状腺功能亢进已明显缓解。判断是否治愈，需进行甲状腺素抑制试验或 TRH 兴奋试验，结果正常表明甲状腺功能亢进已治愈，停药后不易复发。

3. ^{131}I 治疗甲状腺功能亢进症的适应证？

   答题要点：年龄 25 岁以上；病情中等的 Graves 病患者；抗甲状腺药物治疗效果差、药物过敏或不能继续服药者；药物治疗无效且不宜手术治疗者；手术复发者；甲状腺功能亢进性心脏病患者；甲状腺内^{131}I 的有效半衰期大于 3 天者。

4. ^{131}I 治疗甲状腺功能亢进症的禁忌证？

   答题要点：妊娠或哺乳期患者；未成年患者；有严重肝、肾功能障碍者；甲状腺功能亢进伴近期心肌梗死者；甲状腺极度肿大伴有压迫症状者。

5. 放射性核素治疗转移性骨肿瘤的适应证有哪些？

   答题要点：临床、病理、X 线或骨显像确诊为骨转移癌的患者，尤其是有多发性骨转移病灶患者；骨转移引起剧烈的骨痛，且化疗和放疗效果不佳者；白细胞>$3.5×10^9$/L，血小板 $80×10^9$/L 者。

6. β 射线敷贴治疗主要适用于哪些皮肤疾患？

   答题要点：局限性神经性皮炎、毛细血管瘤、瘢痕疙瘩、慢性湿疹、鲜红斑痣和牛皮癣等。

（巴　雅）

第三部分 核医学诊疗规程与指导篇

第一章 内分泌系统

第一节 甲状腺显像诊疗规程

（一）适应证

1. 颈部肿物性质的诊断和鉴别诊断。
2. 甲状腺结节功能的诊断与鉴别诊断。
3. 异位甲状腺的诊断。
4. 确定甲状腺的形态、大小、推算甲状腺的重量。
5. 了解术后残留腺体的形态和组织增生情况。
6. 甲状腺癌转移灶的定位。

（二）禁忌证

妊娠妇女和哺乳期妇女。

（三）操作步骤

1. 显像前准备
（1）受检者准备:显像前一般停服含碘食物1~6周。停用甲状腺片至少1~4周,停用三碘甲状腺原氨酸至少3~10天;停用抗甲状腺药物1周;使用碘造影剂者至少3周后才能进行显像;甲状腺癌转移灶显像时,停用甲状腺激素类药物至少2周。口服显像剂前空腹4h。

（2）用药前先了解患者有关病史,检查颈部,记录颈部肿物结节的位置,向受检者交待整个检查过程和注意事项,以取得其合作。

（3）检查前嘱患者摘掉项链,解开领扣暴露颈部。

2. 检查方法
（1）显像剂和用量:口服法$^{99m}TcO_4$-185MBq（5mCi）,加入适量水中口服,再饮水250~300ml,服药1~2h后显像;静脉注射$^{99m}TcO_4$-111MBq（3mCi）30min后,即可显像。

（2）受检者平卧于检查台上,颈部放于探头视野中心,颈部中心距探头表面约3cm;若疑有异位甲状腺应调整探头包括欲检查的区域。

（3）影像采集条件:SPECT探头配置低能通用型准直器;使用甲状腺采集软件,采集矩阵256×256,采集记数400k,Zoom＝3.2。

（4）影像处理条件:使用显示软件制作甲状腺平片。

（5）常规显示摄片。

（四）注意事项

1. 按检查前准备的要求停用含碘食物、抗甲状腺药物、甲状腺制剂和停服含有海藻类中药至少 2 周以上。

2. 显像后主班医师应及时接诊患者,现场标明肿物与甲状腺的关系。

3. 当甲状腺显影不理想时,应仔细追问患者近期食谱,必要时应复查。

第二节 甲状腺肿瘤显像诊疗规程

(一) 适应证

1. 颈部肿物良、恶性的鉴别诊断。

2. 甲状腺肿瘤定性诊断。

(二) 操作步骤

1. 显像前准备

(1) 若已经接受甲状腺显像检查者,需间隔 48h 后再做该项检查。

(2) 给药前事先了解患者有关病史,检查颈部,记录颈部肿物结节的位置,向受检者交待整个检查过程和注意事项,以取得其合作。

(3) 检查前嘱患者摘掉项链,解开领扣暴露颈部。

2. 检查方法

(1) 显像剂和用量:^{99m}Tc-MIBI 常规注射量 740MBq(20mCi),并嘱受检者饮乳制品 500ml,以促进排泄,降低血液本底。

(2) 注射后 15min 和 1.5h,分别进行早期和延迟显像。

(3) 若已经接受过甲状腺显像检查,应匹配对位,尽量保证两者位置一致。

(4) 影像采集条件:SPECT 配置低能通用型准直器,能峰为 140keV,窗宽为 20%,Zoom=2~3,矩阵为 128×128 或 256×256。

(5) 影像处理条件:使用显示软件显示影像,常规摄片。若已经有甲状腺影像,制作组合对照影像摄片。

(三) 注意事项

1. ^{99m}Tc-MIBI 的标记率>95%。

2. ^{99m}Tc-MIBI 静脉注射后,嘱受检者饮乳制品 500ml 或其他高脂和蛋白食物,促进肝内的排泄,降低血液本底对影像的影响,减少辐射剂量。

第三节 内分泌核医学诊疗指导

(一) 甲状腺功能亢进症(甲亢)

1. 可选择的核医学检查项目 甲状腺体外功能测定,甲状腺显像,吸^{131}I 率测定。

2. 临床价值 甲功测定显示 T_3、T_4 或 FT_3、FT_4 增高, TSH 降低;甲状腺显像显示甲状腺弥漫性增大及聚^{99m}Tc 能力增强,可明确甲状腺功能亢进诊断。

甲状腺显像可同时显示甲状腺的大小、形态、位置及有无结节存在和结节的功能状态,对决定治疗方案有重要价值。

甲功测定可用于甲状腺功能亢进抗甲状腺药物用量监测及甲状腺功能亢进治疗疗效的判断。

(二) 甲状腺功能减低(甲低)

1. 可选择的核医学检查项目　甲状腺体外功能测定,甲状腺显像,吸^{131}I率测定。

2. 临床价值　T_4低于正常、TSH增高可诊断甲减;结合甲状腺显像时甲状腺聚^{99m}Tc能力降低则可进一步提高诊断率。TRH兴奋实验可提高甲减的病因学诊断。

(三) 亚急性甲状腺炎

1. 可选择的核医学检查项目　甲状腺体外功能测定,甲状腺显像,吸^{131}I率测定。

2. 临床价值　T_3、T_4增高或正常偏高,同时甲状腺显像显示甲状腺聚^{99m}Tc能力降低,摄^{131}I率降低,如临床病史明确即可诊断。随着治疗后病情好转,这种分离现象可逐渐恢复正常。

(四) 慢性淋巴细胞性甲状腺炎

1. 可选择的核医学检查项目　TG. Ab和TPO. Ab,甲状腺显像,T_3和T_4。

2. 临床价值　约80%的患者TG. Ab增高,与TPO. Ab同时测定及结合甲状腺显像互相补充,阳性率可达95%以上。早期T_3、T_4、TSH常正常,晚期则明显受损。若结合细针穿刺病理学诊断,其诊断价值更大。

(五) 异位甲状腺

1. 可选择的核医学检查项目　^{131}I甲状腺显影。

2. 适应证　舌根部肿物;舌骨下肿物;胸骨后、上纵隔肿物。

3. 临床价值

(1) 舌骨及舌骨下肿物摄^{131}I明显,正常甲状腺部位不见甲状腺显影,当排除了甲状腺癌转移的可能性后,可以确诊肿物为异位甲状腺。

(2) 上纵隔胸骨后肿物摄^{131}I可以确诊为胸骨后甲状腺,常与颈部甲状腺影像相连接。

(六) 甲状腺结节功能及良恶性判断

1. 可选择的核医学检查项目及适应证

(1) 甲状腺显像:实性甲状腺结节。

(2) ^{99m}Tc-MIBI显像:甲状腺较大的单发冷结节的良恶性鉴别。

(3) ^{99m}Tc(V)- DMSA显像:甲状腺冷结节临床疑是髓样癌。

2. 临床价值

(1) 甲状腺显像:根据甲状腺结节部位放射性分布,分为四类结节:热结节、温结节、凉结节、冷结节。

(2) ^{99m}Tc-MIBI显像:恶性结节聚^{99m}Tc-MIBI较正常甲状腺组织高,并且延迟相中仍有高分布状态,阳性率 90% 以上。

(3) ^{99m}Tc(V)-DMSA 显像:甲状腺髓样癌及转移灶聚 ^{99m}Tc(V)-DMSA 明显,阳性率 85% 左右。

(七) 功能性甲状腺癌转移灶

核医学检查目的

(1) 已知甲状腺癌患者疑似颈部淋巴结转移,肺及骨转移,要求确诊。

(2) 已知甲状腺癌转移灶,要求了解其摄 ^{131}I 功能,决定是否实行 ^{131}I 治疗。

(3) 可选择的核医学检查项目:功能性甲状腺癌 ^{131}I 转移灶显像(具体见核素治疗章)。

(八) 甲状旁腺瘤

甲状旁腺功能亢进多由单发的甲状旁腺瘤引起,手术切除治愈率很高,术前及术中定位明确将缩短手术探查时间和减少遗漏。

1. 可选择的核医学检查项目　^{99m}Tc-MIBI 显像。

2. 临床价值　本法对由单发的甲状旁腺瘤引起的甲状旁腺功能亢进的诊断灵敏度为 90% 左右,借助于探针术中探测,可提高手术的治愈效率。

(九) 嗜铬细胞瘤

1. 可选择的核医学检查项目　^{131}I-MIBG 肾上腺髓质显像。

2. 临床价值　是嗜铬细胞瘤定性和定位诊断的好方法,对恶性嗜铬细胞瘤转移灶由于其功能诊断的优势而具有很高的诊断准确率。

第二章 神经系统

第一节 局部脑血流量(rCBF)显像诊疗规程

(一) 适应证

1. 常规临床应用

(1) 诊断短暂脑缺血发作(TIA)和可逆性缺血性脑疾病(PRIND)。

(2) 早期(48h 内)诊断脑梗死。

(3) 癫痫灶的定位诊断。

(4) Alzheimer 病的诊断与鉴别诊断。

(5) 偏头痛的定位诊断。

(6) 锥体外系疾病的定位诊断。

(7) 精神和情感障碍性疾病辅助诊断。

(8) 判断脑肿瘤的血运;鉴别术后或放疗后复发和瘢痕。

(9) 诊断脑外伤后脑的血流灌注、功能、血-脑屏障的通透性和有无脑脊液漏。

(10) 需了解其他脑部疾病的血流和功能,如动静脉畸形(AVM)、CO 中毒和潜水病等。

2. 特殊研究

(1) 脑生理功能活动的研究。

(2) 神经心理学研究。

(3) 治疗效果的评价。

(4) 药物介入性研究。

(二) 操作步骤

1. 检查前准备

(1) 注射前 30min 令受检者空腹口服过氯酸钾 400mg,封闭甲状腺、脉络丛和鼻黏膜,减少 $^{99m}TcO_4^-$ 的吸收和分泌。

(2) 视听封闭,令受检者闭目带黑色眼罩,用耳塞塞住外耳道口,5min 后由静脉弹丸样注射显像剂。

(3) 调节探头的旋转半径和检查床的高度,使其适于脑显像的要求。

(4) 令受检者平卧于检查床上,头部枕于头托中,用胶带固定体位,保持体位不变直至检查完毕。

(5) 显像期间把检查房内的灯光调暗,保持室内安静。

2. 检查方法

(1) 显像剂和注射量:^{99m}Tc-ECD 常规注射量 740~925MBq(20~25mCi),小儿按

14.8MBq(0.4mCi)/kg 体重计算给药,静脉注射后 15min 开始显像。

（2）影像采集条件:SPECT 探头配置低能高分辨型或通用型准直器。旋转半径 12cm。使用脑灌注采集软件采集,采集矩阵:128×128,旋转 360°,5.6°/帧,共采集 64 帧投影像。采集时间:15 秒/帧,脑组织的净计数率 40~80k/帧;Zoom=1.78~2.0。能窗宽度 20%(峰位 140keV)。

（3）影像重建条件:使用脑灌注断层软件重建,前滤波为 Butterworth 低通滤波器,推荐参数 fc=0.35,n=15;反向投影重建用 Ramp 函数滤波反投影重建原始横断层影像,衰减校正用 Chang 法进行衰减校正,吸收系数 μ0.12cm^{-1},层厚 5.4mm。

（4）先制作原始横断层和三维影像,再使用脑处理软件校正 OM 线后制作横断层、冠状断层,根据需要制作矢状断层像。

（5）常规显示摄片。

（三）注意事项

1. 检查前空服。
2. 注射显像剂时安慰受检者,避免过度紧张造成脑血流和脑功能明显变化而影响诊断。
3. 小儿若不能配合检查,静脉注射安定 10mg 或口服水合氯醛 2ml。

第二节　神经系统核医学诊疗指导

一、短暂脑缺血发作

TIA 是一种一过性局部脑缺血引发的发作性局灶性脑功能障碍,起病突然,症状消失也快。在症状消失后,X-CT 和 MRI 往往是阴性的(X-CT 阳性率仅为 25%),而 rCBF 显像可以发现近 50% 的患者有缺血性变化,表现为局部呈放射性分布减低。

（一）检查目的

了解脑内有无持续低灌注状态(病灶或全脑),有助于预后和治疗决策。

（二）可选择的核医学检查项目

rCBF 显像。

（三）适应证

1. 临床诊断不明确的患者。
2. 首次发作或多次复发。
3. 疗效观察。

（四）临床价值

1. 能灵敏地检出慢性低灌注状态　TIA 发作时某部位 rCBF 高于症状发生阈(23ml/

100g min)，但仍低于正常值（50mI/100g min）时，TIA 处于所谓的慢性低灌注状态。rCBF 显像可以发现这种状态，而 X-CT 等形态学检查方法则较难发现。

2. 脑内有持续低灌注状态的患者 TIA 复发明显高于无这种状态者。前者预后较差，不能因无症状和体征而掉以轻心，应更加认真积极治疗。

3. 本法可以有效监测治疗效果，根据结果重新判断预后和决定新的治疗方案。

二、脑　梗　死

脑梗死由于脑供血障碍引起脑组织缺血或缺氧而发生坏死、软化，形成梗死灶的脑血管疾病，急性期及时治疗至关重要。

（一）检查目的

发病 48h 内确诊脑梗死并了解梗死灶的大小。

（二）可选择的核医学检查项目

rCBF 显像。

（三）适应证

1. 临床诊断脑梗死患者。
2. 发病 48h 内 X-CT 等检查阴性患者。

（四）临床价值

1. 发病早期脑组织软化程度较轻，X-CT 在发病 48h 内常无阳性发现，而 rCBF 显像几乎可以 100% 地发现 rCBF 缺损或减低区，有助于确诊。
2. 及时了解梗死灶的大小将有助于决定治疗方案。

三、癫痫灶定位

（一）检查目的

确定药物难治性癫痫者有无局限性癫痫灶及其位置，为手术治疗提供依据。

（二）可选择的核医学检查项目

rCBF 显像，在发作期和发作间期进行显像皆可。

（三）适应证

1. 经过长期正规抗癫痫治疗，仍不能控制发作，而且发作频繁影响日常生活者。
2. 经过药物治疗能控制发作，但有药物中毒或智力发育低下者。
3. X-CT 和 MRI 阴性或尚难确诊。常规脑电图有或无局限性癫痫灶者。

（四）临床价值

1. rCBF 显像为一种功能显像,对癫痫病灶这类功能性病灶的阳性率和特异性较 X-CT 和 MRI 高。

2. 国内外经验表明,本法定位的病灶与术前皮层脑电图的结果有很高的一致性,手术效果好,切除的病灶也多可见到有一定的病理学变化。

四、痴 呆 分 型

（一）可选择的核医学检查项目

rCBF 显像。

（二）临床价值

痴呆是一种脑功能障碍引起的获得性智能损害综合征。痴呆患者的脑功能低下,常表现为全脑血流量减少。不同类型痴呆的 rCBF 影像各有特点,临床上一般分为早老性痴呆（A1zheimer 病）和脑血管性痴呆。早老性痴呆 rCBF 显像常表现为双侧顶叶和颞叶呈明显的对称性的血流减低区;脑血管性痴呆可见非对称性的、散在分布的、多个小的血流灌注减低区。

五、脑 瘤 复 发

（一）检查目的

脑瘤复发与治疗后瘢痕或水肿的鉴别诊断,决定预后和治疗决策。

（二）可选择的核医学检查项目

1. ^{201}T1 显像。
2. rCBF 显像。

（三）适应证

脑瘤治疗后又出现症状,行 X-CT 或 MRI 不能确诊者。

（四）鉴别要点

两种显像见原脑癌及其邻近部位放射性明显增高为脑瘤复发,反之为瘢痕或水肿。

六、偏 头 痛

（一）可选择的核医学检查项目

rCBF 显像。

（二）检查目的及临床价值

偏头痛是由于发作性神经-血管功能障碍引起的常见头痛类型，X-CT 和 MRI 检查常为阴性，在发病时 rCBF 显像常可见到局部放射性增高，症状消失后放射性分布恢复正常。

六、精神和情感障碍性疾病

（一）检查项目

rCBF 显像。

（二）临床价值

目前，rCBF 显像已应用于探索精神活动异常与局部大脑皮质和神经核团功能和定位的研究。抑郁症以额叶放射性分布减低为主；躁狂症发作期额叶单侧或两侧颞叶局限性放射性分布增高，基底节亦增高；听幻症多见于在发作期单侧或双侧颞叶分布稀疏；抗精神药物中毒者以全脑弥漫性病变为特点，皮质变薄，放射性分布稀疏，但基底节功能亢进。

第三章 心血管系统

第一节 心肌灌注显像诊疗规程

一、静息心肌灌注显像

（一）适应证

1. 心肌缺血和心肌梗死的诊断和鉴别诊断；病情观察、缺血部位定位和判定范围；室壁瘤的辅助诊断。

2. 评价冠状动脉搭桥术和经皮插管冠状动脉成形术（PTCA），判断药物疗效，观察治疗经过。

3. 心肌病的辅助诊断，心肌和室壁形态的观察。

4. 高血压、糖尿病等心肌微循环的评价。

5. 评价心肌细胞的存活。

（二）操作步骤

1. 检查前准备

（1）检查前 4h 禁食。

（2）简单向受检者交待检查程序求得其合作。

2. 检查方法

（1）显像剂和注射量：^{99m}Tc-MIBI 常规静脉注射，注射量 555~740MBq（15~20mCi），注射后 1h 进行显像。

（2）影像采集条件，SPECT 探头配置低能通用型准直器。使用 ^{99m}Tc-MIB 静息心肌采集软件，采集矩阵：64×64，探头从 RAO 45°开始到 LPO 45°顺时旋转 180°，6°/帧，共采集 32 帧投影像。采集时间：20 秒/帧。Zoom=1~1.78。峰位 140keV，能窗宽度 20%。

（3）影像重建条件：使用 ^{201}T1 心肌软件处理，主要参数使用 Butterworth 滤波，推荐参数 fc=0.54，n=7。

（4）制作短轴、水平长轴、垂直长轴影像，组合显示，本底扣除 25%。

（5）常规显示摄片。

（三）注意事项

1. 肝功能不佳者肝内分布排泄较慢，若心肝影分离不好时，可适当延迟时间后再进显影。

2. 女性受检者乳房过大时重叠心肌可能影响显像,需先用力将乳房推挤向胸骨侧固定,再行显像。

二、运动心肌灌注显像

(一) 适应证

1. 缺血性心脏病的诊断、缺血部位定位,程度和判定范围。
2. 评价冠状动脉搭桥术(CABG)和经皮插管冠状动脉成形术(PTCA),判断药物疗效。
3. 心肌梗死后预后的估测。
4. 心脏疾患的心脏储备功能的估计。

(二) 检查前准备

1. 检查前一天停服 β 受体阻滞剂和血管扩张剂等药物。
2. 简单向受检者交待检查程序求得其合作。
3. 运动前建立通畅的静脉通道。
4. 备好活动平板,心脏监测和抢救设备及药品,运动前、中、后常规监测心电图和血压。
5. Bruce 运动负荷方案。

(三) 检查方法

1. 显像剂和注射量　^{99m}Tc-MIBI 静脉常规注射量 555~740MBq(15~20mCi)。
2. 运动达高峰时,经静脉通道注射显像剂,持续运动 1min,注射 1h 后行运动心肌灌注显像。
3. 影像采集条件:SPECT 探头配置低能通用型准直器。使用 ^{99m}Tc-MIBI 运动心肌采集软件,采集矩阵:64×64,探头从 RAO 45° 开始到 LPO45°顺时旋转 180°,6°/帧,共采集 32 帧投影像。采集时间:20 秒/帧。Zoom=1~1.78。峰位选 140keV,能窗宽度 20%。
4. 影像重建条件:使用 ^{201}T1 心肌软件处理,主要参数使用 Butterworth 滤波,推荐参数 fc=0.54,n=7。
5. 制作短轴、水平长轴、垂直长轴影像,使用心肌组合显示软件对比显示运动和静息三方向断层像,本底扣除 25%。
6. 常规显示摄片。

(四) 注意事项

1. 不稳定心绞痛、急性心肌梗死,充血性心力衰竭、急性心包炎、心肌炎、心内膜炎、严重的主动脉瓣狭窄、心律紊乱、急性感染、重度肺部疾患、年老体弱、神经肌肉骨关节病变行动不便者应为运动试验的相对禁忌证。
2. 运动中出现下列情况应立即终止运动并给予必要的处理　严重持续的心绞痛,收缩压超过 210mmHg(28kPa)或血压明显下降,心电图 ST 段水平或下斜型下移≥2mm,严重的心律失常等。

三、心室显像(门控心肌灌注显像心室显像可参照此规程)

(一)适应证

1. 测定左、右心室功能。
2. 评价室壁活动,诊断室壁瘤。
3. 心肌病和心肌炎的辅助诊断。
4. 心脏传导异常、预激综合征的诊断和功能评价。

(二)操作步骤

1. 显像前准备　令受检者仰卧在检查台上,用 75% 乙醇溶液清洁两侧锁骨下和左侧腋前线第五肋间皮肤,贴好电极,与心电触发系统连接。
2. 检查方法
(1)显像剂和注射量:采用体内标记^{99m}Tc-红细胞法,先静脉注射 PYP 10mg 盐水溶液 1 支,20~30min 后再注射^{99m}TcO$_4$-740MBq(20mCi),20min 后开始数据采集。
(2)影像采集条件:SPECT 探头配置低能高分辨型或通用型准直器。使用门控心室采集软件,采集矩阵为 64×64,Zoom=2.67,能窗宽 20%(峰位 140KeV)。采集 300~450 个心动周期,阈值 80%,窗宽 15%~18%。采集体位包括前后位、左前斜位(30°~45°,观察受检者左,右心室分隔清楚后确定采集角度)及左侧位。
(3)影像处理条件:使用手动或半自动心室软件处理数据,常规建立左室容积曲线定量计算,制作局部功能能像并进行位相分析。
(4)常规显示摄片。

第二节　心血管系统核医学诊疗指导

一、稳定性心绞痛

(一)检查目的

心肌缺血诊断、危险性分级和预后。

(二)可选择的核医学检查项目

1. 首选运动负荷心肌灌注显像。
2. 双嘧达莫介入心肌显像,用于不能或不宜进行运动试验的患者。一般与静息心肌显像配合进行。

（三）适应证

1. 运动心电图与临床可能性不符者。

2. 运动心电图结果不确定者。

3. 同时患心房颤动、左束支传导阻滞、左室肥厚、心电图解释有困难者。

4. 了解心肌缺血的程度和范围，进行危险度评估。

5. 估价已知狭窄的冠脉的病理生理意义。

（四）临床价值

1. 以冠状动脉造影显示管腔狭窄≥50% 作为诊断冠心病的根据。运动负荷心肌灌注显像的灵敏度和特异性皆在 90% 左右，皆明显优于心电图，本法与运动心电图同时阳性，几乎完全可以确定冠心病，如二者结果不一致，一般以本法的结果较为可靠。

2. 冠脉造影显示冠状动脉狭窄或因程度较轻或有丰富的代偿性侧支循环的建立，使其灌注区供血仍基本正常，故心肌灌注显像阴性，这实际上不能算作假阴性，而是正确地评价了已知冠脉解剖异常的病理生理意义。

3. 由于冠脉病变的下述一些特殊性，冠脉造影无明显异常而发现心肌灌注显像阳性，对冠脉造影正常而言，算作假阳性，但实际上是这些病变只能用心肌灌注显像证实，而为冠脉造影所不能，故实为真阳性。如一过性冠脉痉挛、冠脉收缩桥、X 综合征等。

4. 大量的追踪统计表明，运动心肌或双嘧达莫介入心肌灌注显像阴性患者将来发生心脏事件的危险性很低，年发生率仅 1%，与仅胸痛而无明显冠状动脉疾病人群的发生率相当。而多支病变，缺血区大，缺血严重说明心肌受损严重，处在高危状态，应采取手术或 PTCA 治疗。

二、不稳定心绞痛

（一）检查目的

估计危险性和预后，帮助确定治疗决策。

（二）可选择的核医学检查项目

1. 首选^{201}T1 心肌灌注显像加延迟再分布。

2. ^{99m}Tc- MIBI 心肌灌注显像。

3. 运动负荷或双嘧达莫介入心肌显像。

（三）适应证

因不稳定性心绞痛易发生急性心肌梗死及猝死，故不宜进行运动负荷显像；双嘧达莫可诱发"盗血现象"，加重病变心肌的相对缺血，表现为心绞痛加重，故也不宜采用，只有当病变较为稳定后，方可在严密的监护下进行。

（四）临床价值

1. 静息心肌显像心绞痛非发作期间出现心肌缺血表示局部处于慢性缺血或低灌注状态，多见于发展成为心肌梗死和持续性心绞痛的患者。

2. 运动负荷或双嘧达莫介入心肌显像同上节。

三、无症状性冠心病

（一）检查目的

确定某些无症状者或体检者有无心肌缺血。

（二）可选择的核医学检查项目

运动负荷或双嘧达莫介入心肌显像。

（三）适应证

1. 特殊职业者体检。

2. 急性心肌梗死患者出院前。

（四）临床价值

1. 对于某些特殊职业者体检，因与工作和个人关系重大。要求所用方法的灵敏度、特异性都要很高，并且是无创性。本法符合这种条件，故在进行运动和动态心电图检查后，不管结果如何一般皆应进行本法检查。

2. 急性心肌梗死患者出院前检查的临床价值见该病节段。

四、急性心肌梗死

（一）检查目的

1. 急性心肌梗死不能确诊需进一步检查。

2. 确诊患者的急性期危险性分级。

3. 恢复期危险性分级。

4. 冠脉再通术后心肌梗死的诊断。

（二）可选择的核医学检查项目

1. 静态^{201}T1 或^{99m}Tc- MIBI 心肌灌注显像。

2. ^{99m}Tc- PYP 心肌梗死灶显像。

3. 运动负荷或双嘧达莫介入心肌显像。

4. 门控心血池显像。

（三）适应证

1. 临床怀疑急性心肌梗死的确诊。
2. 评估心肌梗死的壁段、范围、大小。
3. 对溶栓疗效作出判断。

（四）临床价值

1. 灌注摄像诊断心肌梗死的灵敏度　发病 6h 内阳性率 100%，24h 为 95% 左右，24h 后较差，故本法有利于早期诊断。对穿壁性心肌梗死阳性率 100%，心内膜下病变 80% 左右，本法需注意与心肌严重缺血鉴别诊断；^{99m}Tc-PYP 显像发病后最初数小时内阴性，一般在 12h 后阳性，但部分患者 48h 后才阳性，故此法不能用于早期诊断。

2. 心肌灌注显像预测心脏事件发生率和死亡率的正确性明显高于心电图、EF 值测定和冠脉造影。

3. 冠脉搭桥手术期疑有心肌梗死发生时，因手术致心肌损伤和胸部伤口会干扰对症状、心电图和血清酶的判断，常常难以诊断而影响正确治疗，进行心肌灌注显像有很大帮助。

五、心肌存活的评价

（一）检查目的

估测病变心肌的存活性。

（二）可选择的核医学检查项目

1. ^{201}Tl 24h 延迟显像法。
2. ^{201}Tl 再注射法。
3. 扩张冠脉的介入心肌灌注显像或门控心血池显像。
4. 门控心血肌灌注显像。
5. ^{18}F-FDG 心肌代谢显像。

（三）适应证

常规运动负荷和双嘧达莫试验心肌灌注显像或门控心血池显像示心肌不可逆受损的冠心病患者。

（四）临床价值

^{18}F-FDG 心肌代谢显像可以从常规心肌灌注显像，和门控心血池显像所显示的不可逆受损病变中检测出 30%~50% 的心肌仍然存活，其预测正确性为 70%~85%，^{18}F-FDG 心肌代谢显像为心肌存活评价的金标准。

六、血管再通术疗效观察

（一）检查目的

对做过各种血管再通术的患者进行定期监测，以便及时发现问题，尽早处理。

（二）可选择的核医学检查项目

运动负荷和双嘧达莫试验心肌灌注显像。

（三）适应证

经验表明血管再通术后再狭窄多发生在术后半年内，故这一阶段的监测最为重要，宜作为常规进行。

（四）临床价值

心肌灌注显像发现的再狭窄和新栓塞多可被冠脉造影证实，故可取代冠脉造影进行无创性定期随诊。对照研究表明本法对再狭窄的灵敏度明显高于运动心电图。

七、心　肌　病

（一）检查目的

一些局灶性坏死，退行性变和纤维化的心肌病，如病毒性心肌炎、扩张型心肌病等。心肌灌注显像有时可显示其病变。

（二）可选择的核医学检查项目

心肌灌注显像（负荷或介入试验+静息）。

（三）临床价值

本法与心肌活检的符合率为75%左右，无特异性。故典型所见有利于心肌病的诊断。

八、心功能测定

（一）检查目的

了解左、右心室收缩、舒张功能，观察室壁运动和心肌收缩的时序。

（二）可选择的核医学检查项目

门控心血池显像。

（三）适应证

诊断冠心病室壁瘤、心肌激动传导异常,测定急性心肌梗死患者心功能进行预后判断,评估心脏手术前心功能状况,选择适当手术时机,监测药物对心脏的毒性作用等。

（四）临床价值

与多普勒超声心动检查有良好的互补性,可以选择应用这两种方法,取得最满意的效果。

九、先天性心脏病

（一）检查目的

1. 先天性心脏病在超声检查后,有疑问时需进一步检查。
2. 手术疗效及血液动力学变化的监测。

（二）可选择的核医学检查项目

核素心血管造影。

（三）适应证

各类先天性心脏病。

（四）临床价值

1. 一次外周静脉"弹丸"注射显像剂后,核素心血管造影可以立即显示心血管形态、血流方向、速度等许多方面的特点,其中不少信息是难以用其他方法获得的。对先天性心脏病的诊断准确率达85%左右。

2. 核素心血管造影显示循环全过程,在循环时间测定、分流定量、定性方面占有优势,与超声检查可以相互补充。超声检查合并核素心血管造影可获得手术所需的绝大部分资料。

3. 本法当然还存在很多不足,包括受"弹丸"质量的影响较大,利用示踪剂首次通过的有限时间进行显像,只能观察到有限的信息等。

第四章 呼吸系统

第一节 呼吸系统核医学诊疗规程

一、肺灌注显像

(一) 适应证

1. 诊断肺动脉栓塞。
2. 慢性阻塞性肺部疾病的诊断及鉴别诊断。
3. 原因不明肺动脉高压或右心负荷加重的鉴别诊断。
4. 肺内占位性病变、浸润、血流灌注和受损范围的诊断。

(二) 操作步骤

1. 检查前准备 受检者平卧于检查台上,常规取卧姿静脉注射。
2. 检查方法
(1) 显像剂和注射量:^{99m}Tc-MAA 常规注射量 50~70 kcps [约 111~185MBq(3~5mCi/2ml)]。
(2) 影像数据采集条件:SPECT 探头配置低能通用型准直器,使用肺静态和肺断层采集软件。体位为 ANT、POST、LL、RL、LAO、RAO 六个平面体位。采集矩阵为 128×128,各体位采集计数 800k,Zoom=1.45。能窗宽度 20%(峰位 140KeV)。断层采集矩阵为 64×64,旋转 360°,6°/帧,共采集 60 帧,20 秒/帧,Zoom=1.45。
(3) 影像重建条件:使用肺断层处理软件,前滤波为 Butterworth 低通滤波器,推荐参数 fc=0.7,n=15;反向投影重建用 Ramp 函数滤波反投影重建原始横断层影像,衰减校正用 Chang 法进行衰减校正,系数 μ=0.12cm^{-1}。进行横断层、冠状断层和矢状断层重建。
(4) 定量计算,使用肺比值软件,选择 ANT 和 POST 进行定量处理,计算右和左比率等参数。
(5) 常规显示摄片。

(三) 注意事项

1. 常规取平卧位进行静脉注射,防止肺尖因地心引力作用不显像。
2. 一次静脉注射 20 万~30 万个微粒(约 0.5mg),注射速度 2ml/min。
3. 静脉注射后要观察受检者 5~10min,若患者感呼吸不适可吸氧,必要时给予药物治疗。

4. 有过敏史者,应做皮试;需备有急救药品(如抗过敏药等)。

二、肺通气显像

(一)适应证

1. 肺栓塞的诊断。

2. 了解病变范围。

3. 溶栓治疗中的监测。

(二)操作步骤

1. 显像剂和注射量　^{99m}Tc-DTPA 1295~1850MBq(35~50mCi)/2ml,用以制备放射性气溶胶。

2. 影像采集

(1)受检者取坐位,咬住口管,夹上鼻夹,待适应用口管呼吸后,开使制备气溶胶,令受检查者平稳呼吸 10min,关闭氧气,继续平静呼吸 2min,取下鼻夹和口管,立即显像。

(2)体位和条件皆同肺灌注显像。

(3)影像重建　平面显像与断层影像重建同肺灌注显像。

(三)注意事项

1. 吸入雾化颗粒前嘱患者做空白练习,对于哮喘的患者可在雾化液中加入解痉药。

2. 吸入雾化颗粒时可产生大量口水,嘱患者不要吞下,吐入专用的容器中,避免食道和胃显影;防止污染。

第二节　呼吸系统核医学诊疗指导

一、肺栓塞和下肢血栓性静脉炎

(一)检查目的

1. 诊断肺栓塞。

2. 了解病变范围。

3. 溶栓治疗中的监测。

4. 探测下肢静脉血栓。

(二)可选择的核医学检查项目及适应证

1. 肺灌注显像　凡疑似肺栓塞,不管根据临床表现和 X 线胸片结果判断为低可能性,中等可能性或高可能性的患者,应立即进行肺灌注显像,尽可能在发病后 48h 内进行;

溶栓过程中,决定是否继续治疗。

2. 肺通气或气溶胶显像　最好与肺灌注显像同时进行,比较两者的表现,得到最可靠的结果。

3. 核素下肢静脉造影　将^{99m}Tc-MAA分成两份,从两侧足背静脉同时注射,疑下肢静脉血栓者,先进行双下肢静脉造影,接着进行肺灌注显像。

(三) 临床意义

1. 诊断价值　以肺动脉造影为标准,对诊断肺栓塞总的灵敏度和特异性为90%左右。

2. 本法无创伤性,大多不需进行肺动脉造影。

3. 可对肺栓塞病情观察,并可进行溶栓治疗中的监测。

4. 核素下肢静脉造影对下肢静脉血栓的诊断有较高的准确性,阳性发现不仅可以支持肺栓塞的诊断,并且对消除日后发生肺栓塞有重要意义。

二、肺癌的诊断及手术决策

(一) 检查目的

由于癌肿病灶及其转移淋巴结可直接侵犯或压迫、阻塞肺动脉分支,使肺内局部血流量减少,肺灌注显像可得到阳性结果。影响肺癌手术治疗决策的因素很多,中心性肺癌浸润血管的程度和术后肺功能的估计对决定能否进行手术和可以进行哪种手术有重要参考价值。

(二) 可选择的核医学检查项目

1. 肺灌注显像。

2. 计算病例肺灌注残余量占健侧肺灌注量的百分数。

3. 计算术后肺功能预测值。

第五章 泌尿生殖系统

第一节 泌尿系统核医学诊疗规程

(一) 适应证

1. 综合了解肾脏的形态、功能和尿路通畅情况。
2. 肾血管病变的诊断。
3. 肾实质病变主要累及部位(肾小球或肾小管)的探讨。
4. 急性肾功能衰竭的病变部位鉴别。
5. 上尿路梗阻的诊断。
6. 了解病肾残留功能,供选择病肾手术类型时参考。
7. 移植肾监护。
8. 观察有无尿漏发生。
9. 当非显像肾图疑有对位不准或不能区分功能受损与上尿路引流不畅而临床需要鉴别诊断时。

(二) 操作步骤

1. 显像前准备
(1) 肾动态(GFR)注射前 20min 饮水 300ml。
(2) 显像前排尿,记录患者身高(cm)和体重(kg)。
(3) 按照 GFR 采集软件在专用支架上测量注射器剂量。
2. 检查方法
(1) 受检者自然坐位,腰部伸直,检查过程中保持体位不动,探头置于背后包括双肾和膀胱。
(2) 静脉弹丸注射^{99m}Tc-DTPA185~370MBq(5~10mCi)同时起动采集。
(3) 影像数据采集条件:SPECT 探头配置低能通用准直器。采集矩阵为 128×128,Zoom=1.45,能峰 140keV,窗宽 20%。动态采集帧率为每帧 15 秒,共采集 72 帧平面影像,患者采集后按程序测量注射器残余剂量。
3. 处理影像采用 GFR 软件进行影像处理 勾画左、右双肾和本底感性区(ROI)。从 72 帧中选取灌注、滤过和分泌时像各 1 帧拷贝在参数曲线图片上拍片。

(三) 注意事项

1. 严格要求弹丸注射不能漏在静脉外,若发生上述情况,应按软件要求测定肘前计数进行校正。

2. 检查前向受检者说明采集中不能移动。

第二节 泌尿生殖系统诊疗指导

一、先天性畸形和位置异常

(一) 检查目的

直观肾脏全影,诊断先天性肾畸形和位置异常,并了解各肾的功能。

(二) 可选择的核医学检查项目

肾静态显像。

(三) 临床价值

本法是观察肾畸形和位置异常的最佳方法。

二、"肾柱"肥大和肾小管腺瘤

(一) 检查目的

"肾柱"肥大是正常变异,肾小管腺瘤属良性肿瘤,静脉肾盂造影和超声检查都显示为占位性病变,但与恶性病变难以区别,需进一步检查。

(二) 可选择的核医学检查项目

肾静态显像。

(三) 临床价值

1. 本法对诊断这种病变有高度的特异性。

2. 核素检查方法能有效定性的诊断另一肾内占位病变为海绵状血管瘤,所用检查项目和诊断要点同肝血管瘤。

三、单侧肾动脉狭窄性高血压

(一) 检查目的

对疑似肾性高血压患者进行初筛。

(二) 可选择的核医学检查项目

1. 肾动态显像。

2. 卡托普利试验肾动态显像。

(三) 临床价值

1. 肾动态显像对本病的初筛阳性率为90%左右;卡托普利试验使阳性率和特异性进一步提高,为进一步详查提供了依据。

2. 可同时获得分肾功能参数,有助于对患肾缺血程度和治疗方案做出初步估计。

四、无尿路梗阻的肾功能判断

(一) 检查目的

无创性了解总肾功能和分肾功能。

(二) 可选择的核医学检查项目和肾功能受损的诊断要点

1. 肾动态显像 肾影出现和消退延迟,肾影淡,血本底高,可进行两侧对比;总肾和分肾 GFR 和(或)ERPF 值低于或高于正常。

2. 肾静态显像 肾影淡;两侧对比异常。

(三) 临床价值

1. GFR 在反映肾功能早期轻度受损方面较 Ccr、Scr、尿蛋白定量测定、β_2-MG、尿最高比重等灵敏。糖尿病、红斑狼疮、肾炎、肾病综合征等疾病早期肾功能仅出现 GFR 异常。

2. GFR 正常值变异系数小,重复性好,测量影响因素少,免去留尿,优于 Ccr。

3. ERPF 一般与 GFR 平行,同时测定可以获得 EF 值。

4. 是目前唯一无创性分析分肾功能的检查方法。

5. 当 BUN>50mg/dl 或 Scr>5mg/dl 时,一般 IVP 已不能显影,而肾动态显像和肾静态显像都还可以显示肾影,故仍可在观察肾影的同时进行肾功能判断。

五、尿路梗阻与单纯尿路扩张的鉴别

(一) 检查目的

当临床表现提示尿路梗阻或引流不畅时,需加以证实,同时了解梗阻程度和对肾功能的影响。有时需与单纯肾盂积水相鉴别,评价手术效果。

(二) 可选择的核医学检查项目

肾动态显像;利尿试验。

(三) 临床价值

1. 肾图对尿路梗阻的灵敏度约80%~90% ,一般不常用;肾动态显像的准确性明显增高;利尿试验鉴别机械性梗阻和单纯扩张的准确率约为85%。

2. 本法可用于诊断尿路梗阻与单纯扩张鉴别和疗效观察。与超声相比,有影像全面直观,易于半定量分析和观察肾功能等优点。与 IVP 相比,本法受肾功能的影响较小,常有 IVP 不显影而本法仍能显影而做出诊断的病例;受检者接受辐射剂量低,无过敏现象,比较简便。本法对下尿路梗阻引起的双上尿路引流不畅的诊断较其他两法灵敏。故可根据临床情况选择应用。

六、小儿肾积水残肾功能判断

(一) 可选择的核医学检查项目

肾功能显像;利尿试验。

(二) 临床价值

1. 本法可以可靠地预测梗阻解除后肾功能的可复性,与超声检查配合对治疗决策有重要价值。

2. 术后肾盂张力与皮质功能的恢复较为缓慢,本法可以鉴别术后狭窄和单纯扩张;同时监测患肾皮质恢复情况,有助预后和处理。

七、小儿尿路感染

(一) 检查目的

尿路感染患儿,尤其是伴有膀胱输尿管反流者可致肾脏瘢痕,约 5%~10% 可发展为高血压,皆影响终生,故对尿路感染患儿监测有无肾瘢痕存在有重要意义。

(二) 可选择的核医学检查项目

直接及间接法膀胱反流显像,观察有无膀胱输尿管反流存在;肾静态显像(^{99m}Tc-DMSA),显示肾脏瘢痕症。

(三) 临床价值

1. 诊断膀胱尿反流　研究发现上尿路感染患儿约有 35%~50% 有尿反流存在。手术疗效 90% 左右,术后也需适当复查,观察有无反流再发生。

2. 肾瘢痕　肾静态显像对急性肾盂肾炎患儿肾瘢痕的阳性率为 50% 左右,比超声检查及 IVP 高一倍左右。尿路感染患儿有瘢痕,说明感染已定位于肾实质。美国小儿医学中心已将 ^{99m}Tc-DMSA 肾显像瘢痕征作为小儿急性肾盂肾炎的诊断参考指标,对预后和正确治疗有重要意义。

八、移植肾监测

检查目的和项目

肾动态显像可以直接整体显示肾血流灌注、肾实质功能和上、下尿路的引流情况,是监测肾移植后是否正常的好方法。典型所见有助于多种并发症的诊断。若能间隔数日进行一次显像,将更有助于动态掌握移植肾的情况,常能及早发现异常,争取到时间进行各种鉴别诊断,及时明确诊断和及时治疗。

九、急性阴囊疼痛(急性睾丸扭转和急性副睾睾丸炎)

(一) 检查目的

急性睾丸扭转致使睾丸缺血,不在数小时内进行手术解除缺血,睾丸存活率仅为20%,但此病与急性副睾睾丸炎的临床表现极为相似,而后者只需保守治疗。因此,要求医生掌握无创、迅速、准确的鉴别诊断方法,以便决定治疗方案。

(二) 可选择的核医学检查项目

阴囊显像。

(三) 临床价值

本法对两病的诊断准确率高达95%左右,对采取及时正确的治疗有重要的指导意义。

十、精索静脉曲张

(一) 检查目的

早期诊断单侧或者双侧精索静脉曲张。

(二) 可选择的核医学检查项目

阴囊血池显像。

(三) 临床价值

通过腹部加压的方法可提高精索静脉曲张的诊断率;同时可提供精索静脉曲张的分型以及是否存在反流的有价值的核医学信息。该方法是诊断临床型精索静脉曲张、亚临床型精索静脉曲张的简单、安全、有效的无创诊断方法。

第六章 骨关节系统

第一节 骨骼显像的诊疗规程

（一）适应证

1. 诊断恶性肿瘤患者有无骨转移。
2. 检查已知骨转移患者有无新的骨转移。
3. 评价骨转移瘤治疗后的疗效。
4. 原发性骨肿瘤活检定位，病变范围判定，以决定手术和放疗区域。
5. 疑急性骨髓炎而 X 线摄片所见正常者。
6. 早期诊断骨无菌性坏死，了解股骨头血供情况。
7. 骨代谢性疾病的辅助诊断。
8. 骨关节疾病的辅助诊断。

（二）操作步骤

1. 显像前准备
（1）向受检者简要交待检查步骤，先注射显像剂，3~4h 再显像。
（2）发放检查时所用的一次性帽子、口罩和饮用水。
（3）显像前嘱患者尽量排净小便，戴好帽子、口罩。
（4）嘱患者摘掉项链、皮带，取掉或拿出金属物品。

2. 检查方法
（1）显像剂和用量：^{99m}Tc-MDP 静脉注射量 740MBq（20mCi），注射后 3~4h 显像。
（2）影像采集条件：SPECT 探头配置低能通用型准直器；使用全身骨采集软件，采集矩阵 256×1024，扫描速度<30cm/min，Zoom＝1，常规扫描体位为 ANT 和 POST；根据需要加拍局部和断层。
（3）影像处理条件：重建全身骨显像；局部重建参见甲状腺显像，断层片重建参见脑灌注显像。

（三）注意事项

1. 显像前嘱受检者排尿时不要污染内裤或其他部位。
2. 因疼痛不能配合检查者，必要时可给予止痛药。

第二节 骨骼系统核医学诊疗指导

一、恶性转移性骨肿瘤

（一）检查目的

恶性肿瘤患者有无远隔转移对疾病分期、选择治疗方案和预后都至关重要。各种恶性肿瘤都可以经血循环播散而发生骨转移。其中以肺癌、乳腺癌和前列腺癌的骨转移率高，往往并无骨痛症状时即有转移。骨显像一般可较 X 线片早 3~6 个月，甚至更长的时间显示病变，因此至少有 30% 的骨显像阳性者 X 线摄片正常。目前，全身骨显像已成为恶性肿瘤患者治疗前和治疗后随访的常规定期检查项目。

（二）可选择的核医学检查项目

全身骨显像;SPECT/CT 融合显像。

（三）临床价值

^{99m}Tc-MDP 对骨瘤的诊断主要依赖于肿瘤局部血流量和骨盐代谢及成骨过程发生改变。全身骨显像可一次完成全身骨骼显像。骨转移灶在骨显像上常表现为多发的不规则的放射性"热区"，好发于脊柱、肋骨、骨盆、肩胛骨、胸骨、四肢骨等，形态有圆形、点状、片状、长条状等;单发性病灶较少。少数溶骨性病灶可出现放射性"冷区"。对脊柱单发椎体或多发椎体的放射性浓聚性质的判断特异性差，特别对骨退行性变与肿瘤骨转移的鉴别诊断较为困难。现在认为 SPECT/CT 骨显像可降低恶性肿瘤骨转移诊断的假阳性率，提高鉴别诊断骨良、恶性病变的准确性和特异性。一般认为，病变性质与病灶部位有关则，在脊柱病变方面更是如此。当病变累及椎弓根或椎体和椎弓根，常提示为骨转移;若病变只累及椎小关节或椎体皮质，则考虑为良性病变。而 SPECT/CT 中诊断 CT 系统所获得的图像能较清楚地分辨椎弓根和椎小关节，而且能分辨皮质或髓质病变，对常见的易与骨转移相混淆的退行性变病灶(如多发骨赘和唇样增生)有较好的识别能力。而骨功能和解剖的融合图像，能够准确地分辨出骨显像阳性病灶的解剖定位问题，大大降低了骨显像诊断骨转移的假阳性率。同时，同机 CT 能分辨大多数骨破坏是成骨型、溶骨型和混合型，有助于寻找原发肿瘤和指导治疗决策。

值得注意的是，虽然 SPECT/CT 对脊柱骨转移病灶和退行性变的诊断符合率较高，但对脊柱单发或多发压缩性骨折病灶是转移或是骨质疏松所致的鉴别诊断仍较困难。SPECT/CT 骨显像可降低恶性肿瘤脊柱转移诊断的假阳性率，提高鉴别诊断脊柱良、恶性病变的准确性和特异性。一次检查就可提供较完整的诊断信息，减少患者不必要的检查费用，为临床医生提供较准确的诊断，增强了临床医生对骨显像结果的信赖性和认受性。

二、骨原发肿瘤

（一）检查目的

原发性骨肿瘤分良、恶性两种，良性者以骨软骨瘤多见，恶性者以尤文肉瘤、多发性骨髓瘤多见。不同疾病的好发年龄和部位也不相同，骨肉瘤、骨软骨瘤及骨囊肿多发于10~20岁，骨巨细胞瘤多发于20~40岁，多发骨髓瘤多见于40岁以上，发生部位以四肢长管状骨多见。放射性核素显像诊断原发肿瘤阳性率>70%，能够在X线及血清学检查出现异常前显示肿瘤的存在。

（二）可选择的核医学检查项目

骨三相显像，肿瘤阳性显像。

（三）临床价值

骨显像可以明确提示原发肿瘤的范围，其大小往往比X线照相区域大，更能够体现恶性肿瘤浸润的范围，有利于手术定位和采用放疗时照射野的确定，并能够对疗效进行判定。其中骨肉瘤显像表现为：骨骼干骺端具有强的放射性核素分布，有时放射性分布不均匀，其范围大于X线所见范围，可看到软组织有团块状核素浓聚区。结合骨骼三相显像和肿瘤阳性显像，可以得到十分明确的诊断。

三、骨　折

影响显像剂在骨折部位分布的因素有：①局部血流；②成骨细胞活性；③骨折引起的局部交感神经活性。对于多数患者的骨折来说，X线即可诊断，但核素骨显像在X线片较难发现的部位，如：腕骨、指骨、老年人近端股骨以及区别细微小骨折和附属小骨的损伤方面是非常有效的，并且在损伤后几个小时之内就有明显的核素摄取，灵敏度和特异性较高。

（一）隐匿性骨折

意外事件后疑似腕骨、舟状骨、胸骨、肩胛骨、脊柱骨附属结构骨折，X线片难以做出诊断时，用多体位骨显像多可明确诊断。全身骨显像还有助于发现无局部症状的隐匿性骨折。

（二）近期骨折与陈旧性损伤鉴别

X线骨片显示骨折线而不能判定系近期损伤或陈旧性损伤时，可根据骨显像结果鉴别，有助于确定治疗方案。

（三）疲劳性骨折

此现象是战士、运动员和舞蹈演员的常见病，最好发部位为胫骨，腓骨和肱骨也可发生。症状出现后6周内（尤其是在2周内）X线片为阳性，骨显像能提前1~6周发现病变,故 X 线片阴性者应进行骨显像,阳性率很高。

（四）病理性不完全性骨折

常见的病理骨为骨质疏松、软骨病、Paget 病、纤维性骨结构不良、放疗后、骨瘤等。由于原发病的 X 线骨片不正常,有时造成不全骨折的识别困难,漏诊率可达 50% 左右,而骨显像漏诊率仅 5% 左右,故 X 线骨片阴性时,应进行骨显像及早确诊,防止骨折加重。

四、急性骨髓炎的早期诊断

X 线摄片对于此病的早期诊断有困难,一般需在发病 1~2 周后才能明确显示出溶骨性改变。而实际上发病后 24h 内病变局部已有明显的血流和代谢异常,因此核素骨骼显像早期即有改变,显示为热区,可使患者得到早期诊断和治疗。在骨三相动态显像时,急性骨髓炎三个时相的放射性增高主要局限在骨内,而且放射性随时间的延长而更加浓聚和集中。据此可与开放性骨折或内固定后引起的软组织蜂窝织炎相鉴别,后者的血流相和血池相异常,多表现为弥漫性放射性增多,但随时间的延长病变部位的放射性有减少的趋势。急性骨髓炎如不能及时治疗或治疗方法不当,可转为慢性骨髓炎。

五、监测移植骨

放射性核素显像主要用于监测移植骨的血液供应和新生骨的形成情况,同时它还可用于检查不同种移植骨的修复速率及术后产生的各种并发症,如排异反应、感染、骨萎缩等。它能比 X 线检查早 3~6 个月确定移植骨成活与否。骨显像见移植骨本身放射性接近或高于正常骨组织,说明移植骨已存活;若呈减低、缺损区,则提示移植骨未存活。在监测移植骨存活方面,较 X 线、CT 敏感。对于小的带肌蒂骨移植术后,它可区别移植骨坏死和周围软组织感染,是一种安全、有效、方便、无创伤的检查手段。

六、股骨头缺血性坏死的早期诊断

股骨头的供血主要来自于旋股内动脉分支组成的血管环,当某种原因使血液供应中断时,导致股骨头供血障碍,引起股骨头缺血性坏死。其主要原因是外伤(股骨颈骨折、创伤性关节脱位、髋关节损伤等),其次为长期服用激素类或非激素类止痛药物。过度饮酒、潜水、减压病、放疗、烧伤、血液病、代谢性疾病、系统性红斑狼疮及一些不明的原因也可导致股骨头无菌性坏死。股骨头无菌性坏死的核素表现如下:

1. 在股骨头缺血早期,股骨头的骨骼区呈现放射性核素分布减低区,图像上呈"楔型"改变,但成年患者症状并不明显,易被忽视。

2. 当有临床症状时,股骨头区表现为中间核素稀疏,周边核素浓聚的"炸面圈"样改变。

3. 病变后期,股骨头区呈明显异常核素浓聚区,股骨头坏死病情严重时可行股骨头置换术。

七、骨代谢性疾病的诊断

骨代谢性疾病指一组以骨代谢异常为主要表现的疾病,利用核素示踪技术是最理想的辅助诊断方法,在代谢性骨病的核素显像中可见以下异常类型:

1. 中轴骨示踪剂摄取增高。
2. 长管状骨示踪剂摄取增高。
3. 关节周围示踪剂摄取增高。
4. 颅骨和下颌骨示踪剂摄取增高。
5. 肋软骨连接处放射性密度增高,呈"念珠状"。
6. 胸骨柄和胸骨体侧缘示踪剂摄取增高。
7. 肾影像变淡甚至消失。

以上这些代谢征仅是疾病的共同征象,具体疾病则具有各自的影像特点,应注意鉴别。

八、风湿、类风湿性关节炎的诊断

风湿和类风湿性关节炎属慢性结缔组织疾病,核素骨显像上有明显的特征性表现。

风湿影像表现是:主要病变对称性累及各大关节,核素分布浓聚。

类风湿关节炎:则以多发性、对称性累及掌、指、腕等小关节为多,而痛风关节炎以趾、跖间关节为多,结合临床和血清免疫学检查,可明显提高诊断率。

九、骨髓瘤的诊断

骨髓瘤属于原发性骨肿瘤,但由于骨显像较特异,所以在此单独表述。具体表现为:全身多处形态不规则的放射性浓聚区,分布广泛,与骨转移瘤比较,骨髓瘤所显示的"热区"更为密集,而且长管状骨也有广泛的分布。

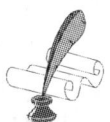

第七章 肝胆系统

第一节 肝胆系统核医学诊疗规程

一、肝脏显像

（一）适应证

1. 肝内占位性病变的诊断与鉴别诊断。
2. 弥漫性肝脏疾病的诊断及鉴别诊断。
3. 了解肝脏位置、大小、形态及功能。
4. 肝脏活检和肝脓肿穿刺或引流定位。
5. 右膈肌形态异常和腹部肿块的诊断与鉴别诊断。

（二）操作步骤

1. 显像前准备　无需特殊准备。
2. 检查方法

（1）显像剂和注射量：^{99m}Tc-植酸盐常规注射量 185~370MBq（5mCi~10mCi），静脉注射 10min 后进行显影。

（2）影像采集条件：SPECT 探头配置低能通用型准直器。使用肝脏采集软件进入平面采集，分别采集 ANT、RL、POST 三个体位，采集矩阵 256×256；采集计数 1000k；Zoom = 1.78；能窗宽度 15%（峰位 140keV）。

（3）断层影像采集条件：SPECT 探头配置低能通用准直器；采集矩阵：64×64，旋转 360°，5.6°/帧，共采集 64 帧投影像，采集时间 15 秒/帧，Zoom = 1.45，能窗宽度 15%（峰位 140keV）。

（4）影像处理条件：用显示软件制作肝脏平片；使用肝断层软件制作横断层、冠状断层、矢状断层图像。Butterworth 低通滤波器，fc = 0.70，n = 7，本底扣除 15%。

（5）显示和摄片：只做本项检查时常规显示摄片；若亦做肝血池显像时，两者组合显示摄片。

（三）注意事项

1. 在诊断肝内占位性病变性质时，肝胶体显像无特异性，需结合临床，必要时需要做肝血流灌注显像、肝血池显像和肝肿瘤特异显像综合判断。

2. 由于分辨率的原因，肝平面显像对>2.5cm 直径的占位、肝断层显像对>1.0cm 的占位才能看到。

二、肝血池显像

(一) 适应证

1. 了解肝内占位性病变的血供状况。
2. 肝海绵状血管瘤的定性诊断。

(二) 操作步骤

1. 显像前准备　无特殊准备。
2. 检查方法

(1) 显像剂和注射量:采用体内标记^{99}Tc-红细胞法,先静脉注射 PYP 盐水溶液 1 支, 20~30min 后,再注射^{99m}TcO$_4$-740MBq(20mCi),20min 后开始数据采集。

(2) 影像采集条件:SPECT 探头配置低能通用型准直器。使用肝血池软件分别采集 ANT、RL、POST 3 个体位,采集矩阵 256×256;采集计数 1000k;Zoom = 1.45;能窗宽度 15% (峰位 140keV)。

(3) 断层影像采集条件:SPECT 探头配置低能高分辨型或通用型准直器;采集矩阵: 64×64,旋转 360°,5.6°/帧,共采集 64 帧投影像,采集时间 20 秒/帧,Zoom = 1.45,能窗宽 度 15%(峰位 140keV)。

(4) 影像处理条件:使用显示软件制作肝血池平片;同时制作胶体和血池横断层、冠 状断层、矢状断层图像。Butterworth 低通滤波器,fc = 0.70,n = 7,调整肝脏和肝血池影像 位置层面相同。

(5) 显示和摄片:只做本项检查时常规显示摄片;若亦做肝血池显像时,两者组合显 示摄片。

(三) 注意事项

1. 肝实质显像见肝内存在>3cm 的放射性缺损区,疑诊巨块型原发性肝癌时,可进行 床边注射做肝动脉灌注显像。
2. 若影像反差较差时,延迟 1~2h 后再显像。

三、肝胆道系统显像

(一) 适应证

1. 急性胆囊炎的诊断及鉴别诊断。
2. 黄疸的诊断和鉴别诊断。
3. 评价胆道系统术后、胆道肠管吻合术吻合口的通畅情况。
4. 胆汁漏出的检查。

5. 评价胆囊收舒功能。

6. 异位胆囊的定位。

7. 移植肝的监测。

8. 十二指肠胃反流的诊断。

（二）操作步骤

1. 检查前准备

（1）受检者检查前空腹 4~6h。

（2）已做 X 线胆囊造影者应至少间隔 1 天。

（3）观察胆囊功能时发放乳制品 500ml。

（4）令受检者仰卧在检查台上并固定。

2. 检查方法

（1）显像剂和注射量：^{99m}Tc-HIDA（或 EHIDA）185MBq（5mCi）静脉注射。

（2）影像采集条件：注射后分别于 5、10、30min，1、2、4h 各采集 1 次 ANT 像。根据需要延迟至 24h 或 48h。SPECT 探头配置低能通用型准直器。使用肝胆软件采集，采集矩阵256×256；时间采集 120 秒/帧，Zoom＝1.45（小儿 Zoom＝2），能窗宽度 15%（峰位 140keV）。

（3）影像处理条件：使用显示软件制作肝胆平片。

（4）显示和摄片：将各次影像组合显示摄片。

（三）注意事项

1. 新生儿肝炎有时和先天性胆道闭锁症难以鉴别，要延迟显像至 24h 或 48h。

2. 重度新生儿肝炎肠道不显影时，可用苯巴比妥盐类诱导（由儿科实施）后，再进行显像。

第二节 肝胆系统核医学诊疗指导

一、肝内实性占位病变鉴别诊断

（一）肝血管瘤

1. 检查目的　肝血管瘤是最常见的肝良性肿瘤，对其的检查属于既特异又较价廉的检查。

2. 可选择的核医学检查项目　肝胶体显像+肝血池显像。

3. 适应证　超声检查发现肝内有实性占位病变，符合肝血管瘤声像，疑是肝血管瘤者应首选本法。

4. 临床价值

（1）特异性：凡有明确的球形"过渡填充"表现者，可以确诊为肝血管瘤，特异性几乎是 100%。

（2）灵敏度：总的灵敏度 90% 左右。

（二）肝恶性肿瘤

1. 检查目的　超声和 X-CT 是无创性诊断肝恶性肿瘤的基本方法,但特异性并不理想,有时需进一步进行补充性检查。

2. 可选择的核医学检查项目及临床价值

（1）肝动脉灌注显像+肝血池显像:肝动脉灌注阳性,同时肝血池显像无过渡填充;灵敏度较高,特异性除肝腺瘤外,其他良性病变无此表征,与超声和 X-CT 有一定的互补性。

（2）^{67}Ga 显像:病变处放射性较正常肝组织高,中心坏死者可以呈"炸面圈"状,对肝细胞癌临床检出阳性率高。

（3）肝胆显像:有些肝细胞肝癌具有轻度摄取肝胆显像剂^{99m}Tc- PMT 和^{99m}Tc-EHIDA 的功能,早期影像局部呈现淡区,但因无正常的胆管系统,摄入的显像剂将滞留在病灶内,当四周正常肝组织内的显像剂已经肝管系统排出后,乃可显示为放射性增高区。

（4）放射免疫显像:利用^{131}I、^{111}In 或^{99m}Tc 标记的抗 AFP 抗体可以显示肝细胞肝癌。

（三）肝腺瘤和肝局部增生

1. 肝腺瘤　肝腺瘤有正常的肝细胞但无胆管,故可摄取肝胆显像剂而不能排出仍显像。

2. 肝局部增生　因局部增生病灶内有正常的库普弗细胞,可以吞噬肢体显像剂,可与正常肝组织同时显影,甚至影像更浓,不会呈现放射性减低或缺损,以此可以与其他所有肝内占位病变鉴别,不管其他核素和非核素检查结果如何。

二、急性胆囊炎

急性胆囊炎 90% 是由胆囊结石引起胆囊管阻塞及细菌感染引起,有典型的临床表现,首选超声检查确诊,有时需进一步检查。

（一）检查项目

肝胆造影。

（二）诊断要点和临床价值

注射后肝管、总胆管及肠道显影正常,而胆囊延迟 4h 仍不显影,结合临床症状,即可诊断本病,准确率大于 95%,在有条件的地方应为诊断本病的首选方法,上述表现可能由于胆囊管水肿阻塞所致。

三、新生儿黄疸

（一）检查目的

新生儿黄疸 70% 左右是由于先天性胆道闭锁和肝炎。胆道闭锁在出生后 60 天内进行手术治疗效果相当好,否则即使手术,结局也很差。能否得到及时治疗,关键在于与新生儿肝炎等内科疾患鉴别而早期确诊。

(二) 可选择的核医学检查方法

肝胆显像。

(三) 诊断要点和临床价值

静脉注射^{99m}Tc-IDA 后,若肝聚集放射性良好,追踪至 24h 仍不见放射性出现在肠道内,胆汁促排药(苯巴比妥)也不能使放射性出现在肠道,则对胆道闭锁的诊断正确性可达 95% 左右,如肠道内有放射性,则可排除本病为肝炎。

四、胆　汁　漏

(一) 检查目的

胆道、胆囊手术或腹部损伤后疑有胆汁漏,需要确诊。

(二) 可选择的核医学检查方法

肝胆显像。

(三) 诊断要点和临床价值

动态显像放射性出现在胆管、胆囊及肠道正常位置以外的地方,提示胆汁漏。若异常放射性聚集处出现在 Treitz 韧带左上方,应排除十二指肠反流。本法无创伤,显像剂对腹膜无刺激、吸收快。

五、肝　移　植

(一) 检查目的

肝移植后需监测血管吻合、胆管吻合和肝实质的情况,早期发现问题及时处理。

(二) 可选择的核医学检查项目

弹丸式静脉注射^{99m}Tc-EHIDA,一次性完成肝动脉灌注显像和肝胆显像。

(三) 诊断要点和临床价值

本法通过静脉注射一次显像剂同时观察肝血流灌注,肝细胞摄取和消除功能,胆系是否通畅,有无胆汁漏等情况,有助于全面监测移植肝。本法无创伤性,有助于定期重复监测。

第八章 消化系统诊疗指导

一、唾液腺疾病

（一）可选择的核医学检查项目

唾液腺显像。

（二）适应证

1. 唾液腺肿块的鉴别诊断（淋巴乳头状囊腺瘤等）。
2. 舍格伦综合征（口、眼干燥、关节炎综合征）。
3. 腮腺炎。

（三）临床价值

灵敏度 85% 左右,很少假阳性,有时可发现临床表现不明的位于腮腺后下极小的病变,对明确诊断优于腮腺造影和超声检查。

1. 唾液腺肿块的鉴别诊断　唾液腺肿块显示为"热区",常见淋巴乳头状囊腺瘤（Warthin 瘤）,特异性很高。肿块显示温区多为混合瘤或单纯腺瘤。肿块显示"冷区",边缘光滑且界限清晰,多为良性病变,如混合瘤、唾液腺囊肿、脓肿等,若边缘模糊不整,多见于恶性肿瘤。

2. 舍格伦综合征　舍格伦综合征（口、眼干燥,关节炎综合征）是一种特殊类型的慢性唾液腺炎,表现为唾液腺摄取放射性明显减少,甚至不显影。口腔内放射性也明显减少,口含酸性物质或维生素 C 后仍不见放射性明显增高,两侧腮腺影像无明显变化。

3. 腮腺炎　急性腮腺炎,可见腮腺聚集放射性增高,显影浓聚;慢性腮腺炎,腮腺聚集放射性减少,显影变淡。

二、胃-食管反流性疾病

（一）可选择的核医学检查项目

胃-食管反流显像。

（二）适应证

1. 诊断和鉴别诊断胃灼热和反酸症状的原因。
2. 胃大部切除术后,有无胃食管反流现象。

3. 诊断和鉴别诊断吸入性肺炎的原因。

4. 诊断和鉴别诊断确定慢性肺部疾患是否与胃食管反流有关。

5. 评价小儿喂养方法,包括数量和速度是否正确,诊断和鉴别诊断小儿呕吐的原因。

(三) 注意事项

1. 小儿不用腹带加压,取自然状态显像。

2. 鼻胃管有时影响显像,推注显像剂后需要时可拔出。

3. 疑诊因胃食管反流所致肺部疾患时,嘱受检者在头日临睡前饮入上述常规显像剂后,次日晨显像,检查肺部有无放射性分布。

(四) 临床价值

1. 本法简便、无创,对胃-食管反流的灵敏度为 90% 左右,有很高的特异性,故对发现和确诊这种现象有肯定价值。

2. 观察引起胃灼热和反酸症状的原因。

3. 胃大部分切除后,易并发 GER。本测定可用于评价各类胃大部分切除术在这方面的优势,及早发现有无 GER 存在,及时处理。

4. GER 在婴幼儿中比较常见,发病率约为 1/500,较重者可引起呕吐和反复吸入性肺炎等并发症以致生长停滞甚至死亡,本法能简便而敏感地诊断。

三、胃动力状态异常

(一) 检查目的

各种疾病都可有胃动力状态异常而致胃排空延缓或加速,引起一系列症状。客观而定量测定胃排空率有助于医生了解动力状况异常的程度和观察疗效。

(二) 可选择的核医学检查项目

胃排空显像。

(三) 临床价值

本法为唯一可以客观、简便和定量测定胃动力状态的方法。可用于观察萎缩性胃炎、甲状腺功能亢进、十二指肠溃疡、糖尿病和胃大部分切除后,患者的胃动力状态、发展和疗效,也可用于客观评价胃动力药的药效。

四、反流性胃炎

(一) 检查项目

十二指肠反流显像。

（二）临床价值

本法无创伤性、无刺激、符合生理状况,优于胃镜检查,结果更为可靠。本法灵敏,当有 1.4% 的显像剂反流入胃即可发现,重复性也好。本法可以获得客观影像和定量数据,故可用于反流性胃炎的诊断、病程观察、疗效观察,也宜用于评价不同类型胃切除术后反流的发生率和程度。

五、异位胃黏膜

（一）检查目的

异位的胃黏膜与正常胃黏膜一样能够分泌胃酸和胃蛋白酶,可以引起邻近肠或食管黏膜溃疡和出血。异位胃黏膜与正常胃黏膜一样能从血液中摄取$^{99m}TcO_4^-$而显像。

（二）可选择的核医学检查项目

异位胃黏膜显像。

（三）适应证

异位胃黏膜的诊断(如美克尔憩室等)。

（四）临床价值

先天性异位胃黏膜多发生在三处:一是回肠美克尔憩室;二是食管下段,称 Barrett 食管;三是畸形小肠中。若食管和肠区,特别是回盲部附近很早出现较固定的放射性聚集,即可诊断为异位胃黏膜,阳性率为 80%~85%。

六、消化道出血显像

（一）检查目的

受检者静脉注射^{99m}Tc 标记的红细胞(^{99m}Tc-RBC)后,腹部大血管和血管床丰富的器官,如肝脏、脾脏、肾脏等显影,而胃肠壁由于含血量低,基本不显影。当肠壁有出血灶时,^{99m}Tc 标记的红细胞从血管破裂处逸出,呈异常放射性聚集。出血多时可出现肠影;出血少时,可以显影不明显,需认真分析。也可用^{99m}Tc-胶体为显像剂,静脉注射的^{99m}Tc-胶体可由出血部位漏出,同时本法腹部本底低,有助于诊断。但本法由于不能作延迟显像,只适用于急性活动性出血,而不适用于慢性间歇性出血者。

（二）可选择的核医学检查项目

^{99m}Tc 标记的红细胞显像或^{99m}Tc-胶体。

（三）适应证

消化道出血灶的定位诊断。

（四）临床应用

急性活动性出血宜用^{99m}Tc-胶体显像，间歇性出血者宜用^{99m}Tc-RBC 显像。本法诊断的正确率在 80% 左右，有助于出血灶的定位，同时本法具有准确、简便和无创伤性等优点。

第九章　血液淋巴系统

第一节　骨髓显像诊疗规程

一、适　应　证

1. 血液病方面的应用　不同病种的骨髓影像表现常有一定的特异性,具有特殊的临床意义。本法有助于宏观地了解骨髓情况和随诊。

（1）再生障碍性贫血(简称再障)。

（2）白血病 。

2. 选择最佳的骨髓穿刺部位。

3. 骨髓栓塞的诊断。

4. 多发性骨髓瘤的诊断。

5. 股骨头无菌性坏死的判断。

二、操　作　步　骤

1. 常用的骨髓显像剂有^{99m}Tc-硫胶体、^{99m}Tc-植酸盐和^{99m}In-胶体。

2. 一次用量为370~555MBq(10~15mCi),静脉注射30min 后进行前位和后位全身显像。

三、注　意　事　项

1. 定期校准 SPECT 的均匀性。

2. 影像的放射性计数不宜饱和。

3. 在以骨盆为标准确定预置显像时间时,应特别注意避开肝、脾等脏器的放射性贡献。

第二节　淋巴显像诊疗规程

一、适　应　证

1. 了解局部引流淋巴结的解剖分布及生理功能。

2. 了解恶性淋巴瘤的累及范围。

3. 乳糜尿的辅助诊断。

4. 恶性肿瘤手术、放疗和化疗前后的对比。

二、操 作 步 骤

1. 检查前准备

(1) 受检者一般无需特殊准备,但须与患者说清楚检查的要求与意义,以取得患者的合作。

(2) 应作好体表解剖标志,以利于淋巴结解剖位置的判断。

2. 检查方法

(1) 显像剂和注射量:^{99m}Tc-ASC(硫化锑)或^{99m}Tc-DX105,使用量 37MBq(1mCi)/0.1ml/注射点。

(2) 根据需要观察的淋巴引流部位,选取注射点:颈淋巴选双侧耳后乳突部;腋淋巴选双手 Ⅰ、Ⅱ指蹼;腹股沟、髂淋巴和盆腔淋巴选双足 Ⅰ、Ⅱ趾蹼;进针深度 1cm。

(3) 影像采集条件:探头配置低能通用型孔准直器,局部显像为时间采集 3~6min;全身显像,扫描速度 10cm/min。肝脾显像过强时,用铅皮屏蔽。

(4) 影像处理:常规摄片,亦可采用镜像 ROI 勾画法,定量计算镜像比值。

三、注 意 事 项

1. 因注射部位特殊,应在检查前向患者解释清楚以求其密切配合。

2. 注射部位至关重要,注射前应注意检查以防误注入肌腱、脏器或血管内。

3. 手术、局部外伤、血肿、脓肿、炎症及放射损伤等可干扰局部淋巴结摄取功能,尤其在 1 个月以内。应注意了解病史以免误诊。

4. 由于正常淋巴系统变异大,故本节提示"两侧大致对称",而不能过分强调两侧在淋巴结数目、大小、形态、摄取、分布等方面的绝对对称。

第三节 血液淋巴系统诊疗指导

一、真性红细胞增多症

单位容积的外围血液中红细胞、血红蛋白和红细胞比容明显高于正常,即称为红细胞增多症,可以是原因不明的原发性(真性)红细胞增多症,也可以是血浆容量减少造成相对性红细跑数增多或组织缺氧而导致的继发性红细胞增多,因两者的治疗完全不同,必须鉴别。应测定全身红细胞容量,高于正常上限是真性红细胞增多症的诊断要点之一,红细胞容量过高是放血的指征。

二、骨髓功能的宏观判断

全身骨髓显像是唯一能宏观而又局部观察骨髓功能情况的方法。

1. 中央骨髓和外围骨髓皆显影不良,甚至不显影,提示全身骨髓量普遍减低或功能受抑制。

2. 中央骨髓显像不良伴肱骨和股骨骨髓向远心端扩张显影示中央骨髓受抑,外围骨髓代偿增生。

3. 骨髓局部放射性减低或增高,示局部骨髓功能减低或增高。

4. 骨髓显影不良,骨髓以外的地方出现放射性局灶性增加,或肝脾整体或局部放射性异常增高,示有髓外造血,是一种代偿现象。

三、骨髓穿刺和活检取材部位诊断

骨髓穿刺和活检的主要目的是明确诊断和疗效观察,常规取材部位是髂后上棘,有些骨髓病变并不一定是弥散的,这种常规取材所得的结果可能导致诊断失误,故必要时进行骨髓显像,根据显示的病变部位取材最好。

四、白血病及其残留灶

白血病的骨髓显像呈多样性表现,与白血病的不同类型、化疗与否和化疗后所处的不同临床状态有关。急性白血病骨髓影像有中心性骨髓活性明显降低和外围骨髓扩张的特点。前者有时呈花斑样,表现各部位骨髓活性受抑程度各不相同。中心性骨髓受抑的程度与病情平行,但其恢复滞后于末梢血象的变化。组织学检查表明,外围骨髓扩张显影是原来无造血功能的黄骨髓重新活化并转化为白血病性骨髓的结果。临床经验表明,这些白血病性骨髓对化疗的敏感性不如中心性骨髓,容易残留一些白血病灶,易复发,预后差,对之应特别注意和强化治疗。

五、副脾和移植脾

1. 正常人群中约有 20% 有副脾,大小和数目不一,多位于脾门附近,也有达盆腔者,脾切除术前进行脾显像可以发现之,有助于彻底切除。

2. 脾切除术后脾功能亢进复现,进行脾显像有助于观察是否为副脾或手术时意外种植的脾组织代偿性增生所致。

3. 脾显像可用于监测移植脾是否存活。

六、贫血脾切除指征

某些溶血性贫血和再生障碍性贫血可行脾切除术以缓解或改善症状,但诊断必须明确脾大,有临床适应证,并且必须确诊脾是红细胞主要破坏场所;如不严格掌握适应证,会使手术效果不好甚至产生手术合并症。

七、肢体淋巴水肿

(一) 检查目的

采用显微外科技术对某些类型的肢体淋巴水肿进行淋巴管-静脉吻合术可取得较好效果,术前必须确诊、分型、确定适当的开放淋巴管与静脉吻合。

(二) 检查项目

淋巴显像。

(三) 诊断要点和临床价值

1. 侧支回流型　淋巴回流受阻有单个或多个较粗的侧支淋巴管显影,伴淋巴管扩张,淋巴回流缓慢。本型最适宜进行淋巴-静脉吻合术。
2. 皮肤回流型　无法进行吻合术。
3. 混合回流型　如侧支淋巴管影像明确可进行吻合术。
4. 无回流型　不能进行吻合术。
5. 淋巴显像无创,无感染风险,宜用于术后疗效观察。

八、乳糜外溢定位

(一) 检查目的

经乳糜渗漏或乳糜试验明确诊断的乳糜外溢患者,需对瘘道定位,以便手术根治。X线淋巴造影能清晰显示瘘道部位和范围,但插管有创,操作难学,有禁忌证或并发症。

(二) 检查项目

淋巴显像。

(三) 临床价值

1. 本法与 X 线淋巴造影结果有良好的一致性,远较超声检查灵敏。
2. 本法无创、安全、简便,有利于疗效观察。

第十章　肿瘤及感染诊疗指导

肿瘤严重地威胁人类健康和生命,核医学的显像为肿瘤提供了一个可靠的无创诊断、治疗手段,随着核医学仪器,如正电子发射计算机断层(PET)、PET/CT、单光子发射计算机断层(SPECT)、SPECT/CT 及核医学放射性药物的发展,反映功能及代谢的核医学显像在肿瘤诊断、治疗及研究中正逐渐显示出其优势和巨大的发展潜力,肿瘤核医学已成为核医学的重要分支之一。利用放射性核素技术对肿瘤进行诊断的肿瘤核医学正在步入分子核医学的发展平台,为肿瘤的早期诊断开创了广阔的发展空间。肿瘤核医学包括:

(1) 非特异亲肿瘤显像。

(2) ^{18}FDG-PET 显像。

(3) 放射免疫显像。

(4) 分子核医学。

(5) 放射核素介导的前哨淋巴结技术。

肿瘤核医学已成为国际核医学大会,如美国核医学年会(SNM)上报道的热点,将近一半的论文关注的是癌症的诊断、治疗、预后及肿瘤的基础研究,核医学将从功能、代谢、受体、基因等多种角度在肿瘤的早期诊断乃至治疗中发挥作用。

PET 检查在肿瘤定性、分期、决定治疗方案、评价疗效、估计复发、预后等方面较其他检查手段有明显提高,有时甚至是 CT、MRI 等手段所完全不能的,PET 的全身^{18}F-FDG 显像对于无症状的早期肿瘤诊断也提供了前所未有的机会。但对于肿瘤组织与周围组织的解剖关系了解相对较 CT、MRI 差,分辨率明显高于 SPECT、彩超,但较 CT、MRI 低。近年来,PET/CT 的问世解决了这一问题,更进一步提高了临床应用价值,随着这种技术的发展,PET 与 CT 或 MRI 的联合应用将成为一种新技术,是肿瘤临床不可缺少的检查手段。

一、肺　　癌

(一) 核医学检查目的

当常规方法不能确定诊断肺癌或纵隔和肺门淋巴结转移时,需进一步检查。

(二) 可选择的核医学检查项目

^{67}Ga 肿瘤显像;^{201}T1 肿瘤显像;^{99m}Tc-PPM 显像;^{18}F-FDG PET/CT 显像。

(三) 临床价值

1. ^{67}Ga 和^{201}T1 显像对肺癌的阳性率约为 85% 左右,但一些炎症和良性病变也可为阳性。需结合临床情况和其他检查结果一并考虑。

2. ^{67}Ga 对纵隔和肺门淋巴结转移的灵敏度为 90% 左右,与 X-CT 相似,两者有互补作用,明显优于 X 线胸片和普通断层摄影。

3. ^{201}T1 显像的灵敏度略高于^{67}Ga,特异性明显优于^{67}Ga。

4. 肺内孤立肿块良、恶性的鉴别诊断

(1) 恶性者较良性聚集更多的^{18}F-FDG,差异明显。

(2) 了解肺癌有无纵隔转移或远处转移:转移灶同原发灶一样可以聚集较多的^{18}F-FDG,这对于决定治疗方案十分有利。

(3) 肺癌复发的再次分期:复发的肺癌生长速度及其转移情况也可依据其摄取^{18}F-FDG的量来判断。

(4) 疗效评价和估测预后:经过有效的放疗、化疗或其他非手术疗法,肺癌组织摄取^{18}F-FDG会较治疗前减少,而治疗无效则相反。

二、大肠癌和卵巢癌

(一) 核医学检查目的

术前了解腹腔和盆腔有无隐性转移灶,对手术有重要意义;术后转移灶与纤维增生的鉴别诊断和发现隐性转移灶,对再次手术有重要意义;卵巢癌用其他方法不能确定时,需进一步检查。

(二) 可选择的核医学检查项目

抗 CEA 抗体放射免疫显像;^{18}F-FDG PET/CT 显像。

(三) 临床价值

1. 卵巢肿物聚集放射性可诊断为卵巢癌,准确性在95%左右。

2. 确定为大肠癌或卵巢癌患者,腹腔和盆腔内原发灶以外的部位发现明显放射性浓集灶,几乎可以肯定为转移灶。

3. 大肠癌术后复发和转移的诊断是临床的难题,PET 检查较好地解决了这个问题 。

三、乳　腺　癌

(一) 核医学检查目的

乳腺癌的诊断方法很多,有良好的诊断价值,但也皆有不同程度的假阴性和假阳性,难以确定者,必要时需进一步检查。

(二) 可选择的核医学检查项目

^{201}T1 或^{99m}Tc-MIBI 显像;^{99m}Tc-SC 前哨淋巴结显像;^{18}F-FDG PET/CT 显像。

(三) 临床价值

1. ^{201}T1 或^{99m}Tc-MIBI 显像对乳腺癌诊断的灵敏度和特异性皆为85%左右。

2. 前哨淋巴结的确定对于乳腺癌的分期及手术治疗具有指导意义。

3. 乳腺癌所累计的范围和分期：根据 PET 所显示的[18]F-FDG 等肿瘤正电子显像剂聚集程度、范围、周围和远处转移情况，对于手术方案的确定极有价值，减少了不必要的手术探查、活检和并发症，对患者也实际节省了开支；可以确定传统手段无法检测到的肿块；统计资料表明，PET 对乳腺癌的诊断灵敏度和特异性明显高于其他所有手段；疗效的评估和预后估计；特定妇女群体的普查。

四、恶性淋巴瘤

（一）核医学检查目的

恶性淋巴瘤多不需核素检查诊断，但在分期、治疗后复发与纤维化的鉴别和治疗后预后等方面，核素检查有重要价值。

（二）可选择的核医学检查项目

[67]Ga 显像；[18]F-FDG PET/CT 显像。

（三）临床价值

1. [67]Ga 显像的临床价值　恶性淋巴瘤的分期与预后有明显的关系，本法可显示淋巴、脾脏和其他脏器内较深的病变，与 X-CT 和超声检查有互补作用，有助于较准确地进行分期、判断预后。原来阳性病灶经化疗和放疗转阴，不论肿块是否完全萎缩，都表明瘤细胞已不存活，预后良好，平均存活期比不转阴者长一倍以上；已治疗后转阴的病灶处再浓集[67]Ga，几乎可以完全肯定是复发，较 X-CT 准确，故有时 X-CT 难以区别复发灶和纤维化。

2. 与其他影像学手段相比，PET 定性诊断能力独树一帜，其特异性是无可比拟的；可进行全身检查；可根据对[18]F-FDG 等正电子肿瘤显像摄取程度定量评价淋巴瘤恶性度；评价疗效；检测何杰金氏和非何杰金氏病有无复发。

五、发热待查的确诊

（一）可选择的核医学检查项目

[99m]Tc-白细胞显像；[67]Ga 显像。

（二）临床价值

对于发热病程在 2 周以内者，其软组织感染多数为急性炎症，核素标记白细胞显像清晰显示急性软组织炎症或感染病变，具有较高的灵敏度与正确性；对于病程超过 2 周以上者，则用[67]Ga 显像更为适宜，图像显示病灶部位有异常放射性浓集持续存在，且随时间而逐渐增强。

第十一章 核素治疗规程

一、^{131}I 治疗甲状腺功能亢进

(一) 原理

甲状腺具有高度摄取^{131}I 的功能,功能亢进的甲状腺组织摄^{131}I 量更多。^{131}I 衰变时主要发射出 β 粒子,射程短,仅 2~3mm,对周围正常组织一般无影响,可取得类似部分切除甲状腺组织的效果。本法简便、安全,是治疗甲状腺功能亢进的有效方法。

(二) 适应证

1. 甲状腺呈中度弥散性肿大,年龄 25 岁以上的患者。
2. 用抗甲状腺药物治疗无效,过敏或治疗后复发者。
3. 有手术禁忌,不愿手术或术后复发者。
4. 功能自主性甲状腺腺瘤者。

(三) 相对适应证

1. 年龄<25 岁的患者。
2. 甲状腺功能亢进合并心脏病或肝病。
3. 甲状腺功能亢进伴有白细胞或血小板减少。
4. 结节性甲肿并甲状腺功能亢进患者。

(四) 禁忌证

1. 甲状腺极度肿胀并有压迫症状者。
2. 妊娠期而不愿中止妊娠的患者。
3. 甲状腺功能亢进伴近期心肌梗死者。

(五) 治疗效果

1. 一次治疗的治愈率为 50%~80%,总有效率在 90% 以上,复发率为 1%~4%。
2. 甲状腺功能亢进合并心脏病、糖尿病、肝脏损害、甲状腺功能亢进性肌病(重症肌无力、肌萎缩、周期性瘫痪等)者大多数随甲状腺功能亢进的治愈而好转。
3. 甲状腺功能亢进合并的突眼在^{131}I 治疗后多数有好转,部分可完全恢复正常,极少突眼可加重,但此情况可见于药物或手术治疗。

二、^{131}I 治疗功能性甲状腺癌转移灶

（一）原理

分化较好的甲状腺滤泡型及乳头状癌组织有浓聚^{131}I的功能，在给予大量^{131}I之后，癌组织受到足够量的 β 粒子照射，可被破坏。

（二）适应证

1. 乳头状甲状腺癌或滤泡型甲状腺癌已有转移，转移灶具有摄^{131}I功能。
2. 患者一般情况良好，白细胞不低于 $3.0 \times 10^9/L$。
3. 滤泡性或乳头状甲状腺癌手术时癌组织未能全部切除者。
4. 甲状腺癌治疗后复发而不能手术切除者。

（三）随访策略

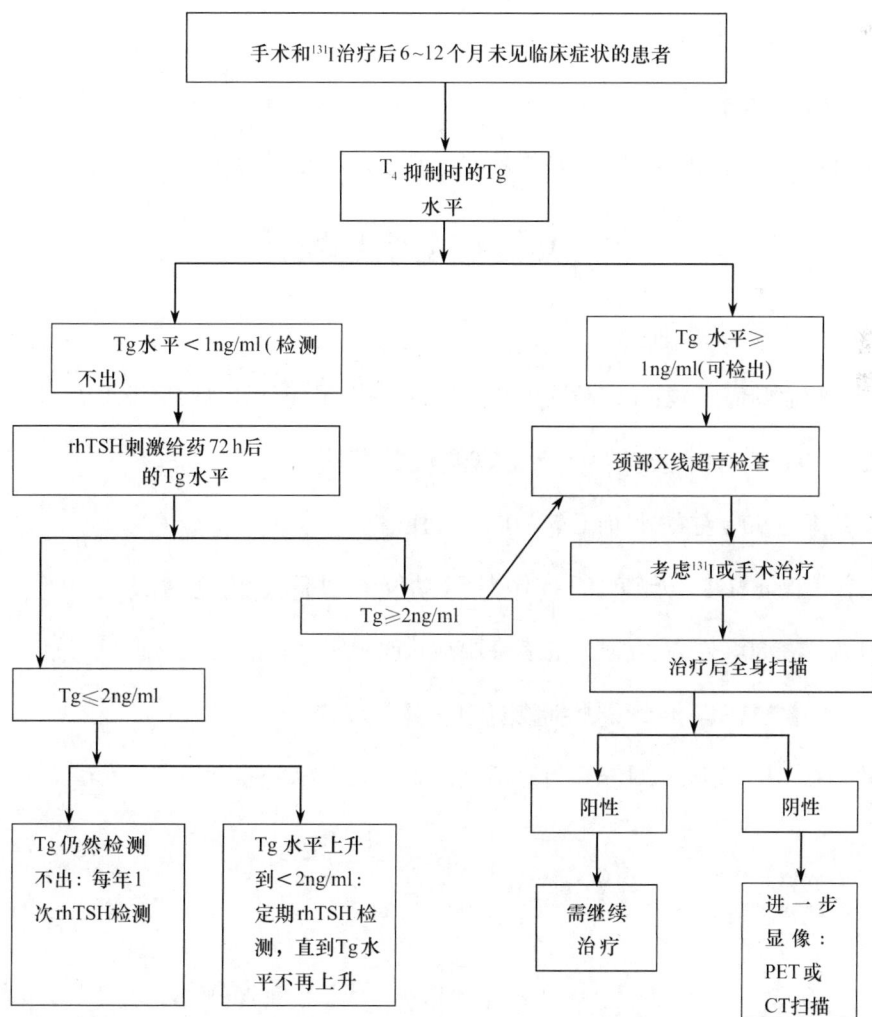

（四）治疗效果

多数治愈,部分好转,总的 10 年存活率近 90%。

三、骨转移癌的内照射治疗

（一）适应证

1. 已确诊的骨转移癌患者,骨显像显示转移灶为热区。
2. 骨转移癌所致的剧烈骨痛,化疗和放疗无效者。
3. WBC≥$3.5×10^9$/L,血小板≥$90×10^9$/L。

（二）治疗药物

1. ^{153}Sm-EDTMP 注射剂量 18.5~74MBq(0.5~2mCi)/kg 体重。
2. ^{186}Re-HEDP 注射剂量 925~1295MBq(25~35mCi)。
3. ^{89}SrCl 注射剂量 4mCi。

（三）治疗效果

止痛有效率可达 90% 以上,骨转移灶缩小或消失率可达 30% 以上。

四、其他核素治疗项目

（一）β-粒子敷贴治疗

主要治疗血管瘤、局限性神经性皮炎、局限性慢性湿疹及术后瘢痕组织等。

（二）^{99}Tc-MDP（云克）治疗类风湿性关节炎

总有效率在 90% 左右,目前已较为广泛应用。

（三）^{99}Tc-MDP（云克）治疗甲状腺功能亢进伴浸润性突眼

总有效率在 80% 左右,尤其以患者突眼症状改善明显。

（四）^{131}I-MIBG 治疗恶性嗜铬细胞瘤

有效率在 50% 以上,可延长患者存活期。

参 考 文 献

李少林 . 2003. 核医学与放射防护 . 北京：人民卫生出版社

马庆杰 . 2007. 核医学教程 . 吉林:吉林科学技术出版社

潘中允 . 2004. 简明核医学 . 北京:北京大学医学出版社

谭天秩 . 2003. 临床核医学 . 北京：人民卫生出版社

王伯岑 . 2005. 临床核医学 . 云南：云南大学出版社

谢东华等 . 放射性核素阴囊闪烁显像术诊断精索静脉曲张的效果观察 . 中国男科学杂志,2002;16;33~36

尹伯元 . 2003. 临床核素治疗学 . 北京：人民军医出版社

张承刚 . 2003. 甲状腺疾病核素治疗学 . 北京：原子能出版社

Adrian P,Moshe M. 1998. Comparison of radionuclide scrotal blood-pool index versus gonadal venography in the diagnosis of varicocele. The Journal of Nuclear Medicine,39;1069~1074

Thrall JH,Ziessman HA. 2001. Nuclear Medicine-The Requisited. St. Louis：Mosby